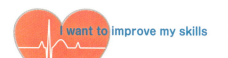

ナースのためのスキルアップノート

看護の現場ですぐに役立つ

カルテの読み書き

患者さんのケアに活かすカルテの基本作法！

松井 美穂 著
雑賀 智也 編著

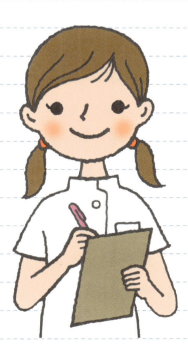

秀和システム

はじめに

　私たち看護師が日々の看護を実践するうえで欠かせないもの、それがカルテです。カルテは、実施した看護の内容を記録したり、患者さんの状態を把握したりするのに使われる、とても身近なものです。

　看護記録の書き方は学生の頃に学びますし、看護学実習では看護展開の方法を学びます。臨床に出てからは毎日、看護計画や看護記録を記載しますので、記録の仕方についてはどんどん知識が増え、上達することができます。

　一方で、看護記録に限定されない、多職種が共同で使用する「カルテそのもの」について学ぶ機会というのは、実はあまり多くはないという印象があります。医師や看護師以外のコメディカルが、患者さんと直接的・間接的にどのように接して、どのような記録を記載しているかということを、私たち看護師は意外と知らないという現状があるのではないでしょうか。

　チーム医療が叫ばれて久しいいま、電子カルテの普及により、紙カルテのみで運用されていた頃よりも圧倒的に情報共有がしやすくなりました。電子カルテ端末は持ち運びが可能であるため、いつでも多職種の発信する情報に触れることができる環境が整いつつあります。

　しかし、情報というものはただ「ある」だけでは意味がありません。積極的に取りに行き、活用しなければ意味がないものなのです。患者さんを中心に据えたチーム医療を円滑に進めるために、カルテから何を読み取り、どのように活用するかを知ることは、とても重要です。また、多職種で情報を共有することは、医療安全管理の推進のためにも必要なことであるといえます。

　患者さんにかかわるすべての職種が、リアルタイムで同じ情報を共有することによって、伝達ミスなどのヒューマンエラーを防止することにもつながるといえるでしょう。

　本書は主に新人看護師向けに書かれていますが、上述したようにカルテについて学ぶ機会の乏しい看護師のみなさまに、幅広くお読みいただければ幸いです。

　よりよい看護の実践のために、ぜひ本書をご活用ください。

2019年12月　松井美穂

看護の現場ですぐに役立つ
カルテの読み書き

はじめに	2
本書の使い方	6
本書の特長	7
この本の登場人物	8

chapter 1 カルテってどんなもの？

カルテ（診療録）とは？	10
POS／POMRって何？	12
column　POMRが導入された経緯とは	13
叙述的記録の種類	14

chapter 2 カルテはどんな構成になっているの？

カルテに書かれている項目	18
医師の記録	22
column　略語・英語表記は使ってはいけない？	23
column　口頭指示はどう受ける？	28
コメディカルの記録	29
看護師の記録	36
column　看護計画なくして看護は成立しない	36
column　コスト漏れを起こさないことが重要	40

chapter 3 看護師が把握するべきことは？

医師の記録から読みとること ……………………………………………………… 44
column　ムンテラとインフォームド・コンセント ……………………………… 49
コメディカルの記録から読みとること …………………………………………… 50
column　他職種理解のためにも読んでほしいコメディカル記録 ……………… 55
看護師の記録から読みとること …………………………………………………… 56
column　看護サマリーだけではない（役に立つサマリーたち）………………… 61
column　情報は断片ではなく、つながりで理解する …………………………… 62

chapter 4 カルテの内容を看護に活かすには

検査の意味：数値の示す患者の状態をアセスメントする ……………………… 64
column　糖尿病をコントロールしなければならない理由 ……………………… 71
患者チャート／重症チャートのココを見よう …………………………………… 73
column　SpO_2の値の示す意味 …………………………………………………… 76
column　重症度、医療・看護必要度の示すもの ………………………………… 86
「あれ？」と思ったことを大切にしよう ………………………………………… 87
column　コミュニケーションが大切です ………………………………………… 93
正確な記載を心がける ……………………………………………………………… 94
column　自分の仕事に責任を持つということ …………………………………… 102

chapter 5 カルテ監査をやってみよう

カルテ監査とは ……………………………………………………………………… 104
定期的な評価および更新が必要な記録類 ………………………………………… 107

6 診療録としてのカルテってこんなに重要

法的根拠としての診療録のありかた ……………………………………………… 114
看護師として気をつけるべきこと（患者さんの利益のために）……………… 118
column　院内の時計はすべて同じ時間に合わせよう ……………………… 120

参考文献 ……………………………………………………………………………… 120
索引 …………………………………………………………………………………… 121

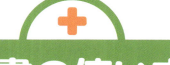

本書の使い方

　本書はchapter 1から6までで構成されています。

　カルテの由来から、カルテの構成、書かれている内容、看護師がどのようなことを把握する必要があるのかといった専門的な内容まで、徐々に移行するような作りになっています。

　カルテから読みとる情報をどのように看護に活用するかを知り、最終的には記録の監査ができるようになるのが目標です。

　カルテについて一から勉強したい方は最初から、知りたい内容がある方は該当する箇所のみというふうに、お好きな使い方をしていただくことができます。

chapter 1　カルテってどんなもの？
　カルテの由来・役割と、問題志向型記録について解説しています。

chapter 2　カルテはどんな構成になっているの？
　カルテの構成と、医師・コメディカル・看護師それぞれが記載するパートについて解説しています。

chapter 3　看護師が把握するべきことは？
　医師・コメディカル・看護師の記録から、看護師としてどのようなことを読み取り、把握しておくべきかについて解説しています。

chapter 4　カルテの内容を看護に活かすには
　検査結果や看護記録などをどのように活用し、看護に活かしたらいいかについて解説しています。

chapter 5　カルテ監査をやってみよう
　これまで得た知識をもとに、看護記録の監査をする方法について解説しています。

chapter 6　診療録としてのカルテってこんなに重要
　法的根拠としての記録のありかたや、患者さんの権利を守るために記録を活用する方法について解説しています。

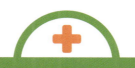

本書の特長

　本書は一般的なカルテのなりたちから始まり、看護師としてどのようなことをカルテから読みとり活用すべきかについて解説しています。最終的には記録監査ができるようになるまでの知識が身につく内容となっています。

役立つポイント1　実践ですぐ役立つ

　実際のカルテに記載されるような例を豊富に使用しているので、現場で活用しながら学ぶことができます。

役立つポイント2　図やイラスト、カルテの記載例が多くイメージがつかみやすい

　カルテの記載例や図、イラストをふんだんに使用し、具体的なイメージをつかみやすいようにしました。

役立つポイント3　紙カルテ、電子カルテのどちらにも対応できる

　紙カルテの構成をもとに解説しているため、本来のカルテのなりたちが理解できるようになっています。また、電子カルテと紙カルテの違いについても解説しています。

役立つポイント4　看護に役立つコラムが豊富

　カルテについての解説だけでなく、実際の看護に役立つ知識などをコラムにしています。併せて読むことで、カルテの内容を現場で活用するためのヒントを得ることができます。

この本の登場人物

本書の内容をより深く理解していただくために
医師、ベテランナース、先輩ナースから新人ナースへ、アドバイスやポイントを説明しています。

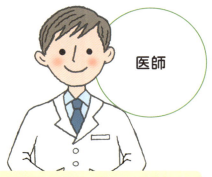

病院の勤務歴8年。的確な判断と処置には定評があります。

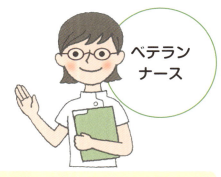

看護師歴10年。優しさの中にも厳しい指導を信念としています。

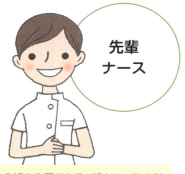

看護師歴5年。身近な先輩であり、新人ナースの指導役でもあります。

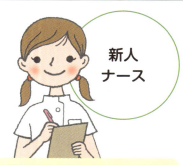

看護師歴1年。看護のかかわり方、ケアについて勉強しています。医師や先輩たちのアドバイスを受けて早く一人前のナースになることを目指しています。

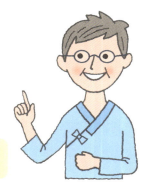

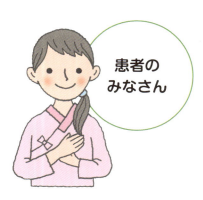

患者さんからも、ナースへの気持ちなどを語っていただきます。

カルテってどんなもの？

医療・看護に欠かせないもの、それが診療録——カルテです。
この章では、医療におけるカルテの位置づけと役割について見ていきます。
患者情報を記録するだけでなく、カルテを上手く活用し、
日々の看護に活かすための概要について学びましょう。

カルテ（診療録）とは？

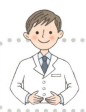
カルテは患者さんの診療内容を記入したもので、看護にはなくてはならないものです。ここでは、カルテの意味や位置づけについて見ていきます。

✚ カルテとは：ドイツ語でカード（card）のこと

その昔、医術はドイツから日本に入ってきました。ですから、カルテはドイツ語で書かれるものだったのです。

それが少しずつ英語へと移行し、現在は後述するように日本語でわかりやすく記載することが求められるようになってきました。

いまでは、「カルテ（karte）」という名前にのみ、ドイツ語が残っているのですね。

✚ 日本語でカルテは「診療録」

カルテのことを日本語で**診療録**といいます。

かつては医師の備忘録（メモ）として使われるものでしたが、現在では医師のみでなく、看護師、コメディカル、事務職など、患者さんとかかわるすべてのスタッフが、患者さんに関する情報を記載するものとして定義されています。

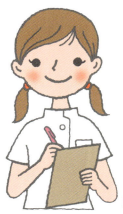
新人ナース

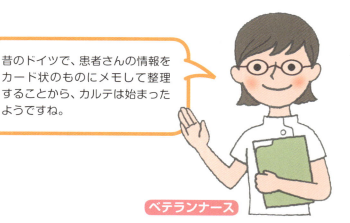
昔のドイツで、患者さんの情報をカード状のものにメモして整理することから、カルテは始まったようですね。

ベテランナース

カルテの役割とは

カルテは患者さんに関する情報を集約し、記録に残すためのものですが、なぜ記録に残す必要があるのでしょうか。

その答えは、「法律で定められているから」です。

医師法第24条には、「医師は、診療をしたときは、遅滞なく診療に関する事項を診療録に記載しなければならない」とあります。医師の備忘録から発展したカルテですので、この法律に則って作成されているのです。

医師以外のコメディカルスタッフもカルテに記載しますが、これは厳密に法律で規定されているわけではありません。しかし、コメディカルの実施記録は医師記録と同様に法的な力を持っています。書かなければいけないという規定はありませんが、書かれていないこと＝行われていないこと、というふうに捉えられてしまうので、注意が必要です。

また、カルテは医療スタッフ間の情報共有にも用いられます。それぞれの職種による実施内容が共有されていない場合、エラーやクレームの原因になったり、職種間でうまく協働することができなくなったりするおそれがあります。お互いが何をどのように行っているかを知るためのツールとして、カルテは非常に重要なものであるといえます。

そしてカルテは、患者さんが自分の診療情報を知るためのものでもあります。どのような検査が行われ、どのような結果が出ていて、どのような治療や看護が必要と判断されたのか、というプロセスを知ることができるツールです。患者さんにとっては自分自身の情報であるため、閲覧したい場合は申し出ることができます。またその場合、病院側は閲覧を断ることはできません。

●カルテの役割

①法律で書くことを定められており、法的根拠となる

②コメディカルの実施記録として

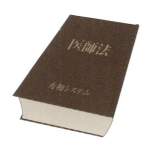

③スタッフ間の情報共有のためのツールとして

④患者さんが自分の治療等に関する情報を得る

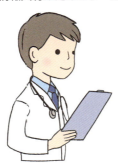
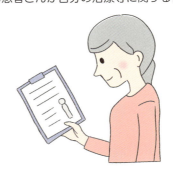

POS／POMRって何？

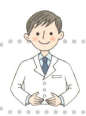

カルテはどのような形で記載されるのでしょうか。
ここでは、その方法について見てみましょう。

問題志向型診療記録

　POSとは、「Problem Oriented System」の頭文字で、「問題志向システム」という意味です。このシステムを導入した診療録のことを、POMR「Problem Oriented Medical Records」、つまり「問題志向型診療記録」と呼びます。

　患者さんの問題を明らかにし、その問題を解決するために論理的な分析を行い、計画を立案・実施・評価する一連のシステムのことを指します。
　カルテはPOMRに従って記載され、POMRは以下の5つのパートで構成されています。

①基礎データ
　病歴　　　　：①患者さんの生活像　②主訴　③現病歴　④既往歴　⑤家族歴
　診察所見　　：①視診　②聴診　③打診　④触診
　検査データ　：外来、入院、他院におけるデータすべて。

②問題リスト
　医学的問題　　：疾患や症状など、医学的に問題となるもの。
　生活環境の問題：階段のない高層階に住んでいる、段差が多い、騒音があるなど、環境的に問題と
　　　　　　　　　なるもの。
　嗜好／習慣の問題：飲酒や喫煙、食生活、睡眠時間など、生活パターンに関するもの。
　社会的問題　　：独居、老夫婦のみの世帯、サポートが得られないなど、社会的な問題となるもの。
　心理的問題　　：心配事がある、治療に拒否的な態度が見られるなど、心理的に問題となるもの。
　経済的問題　　：入院や治療に伴い金銭的な不安を抱えているなど、経済的に問題となるもの。

③初期計画
　診断計画　：診断のために、疾患の種類や状態、段階などを確認するための計画。
　治療計画　：治療目的と内容、コメディカルのケア計画。
　教育計画　：治療が円滑に行えるように、患者さんと家族に対し行う教育内容の計画。

④ 経過記録
　叙述的記録：患者さんの問題ごとにSOAP形式で行う記録（→p.14参照）。
　　S：患者さんの主観的情報で、訴えや自覚症状のこと。
　　O：医師やコメディカルが得た客観的情報のことで、観察・測定値・検査結果など。
　　A：SとOを分析し、アセスメントした結果。
　　P：問題解決のための計画。診断、治療、教育計画など。
　経過一覧表（患者チャート）：温度板や経過用紙などと呼ばれる表のこと。

⑤ 要約記録
　サマリー（中間要約・退院時要約）

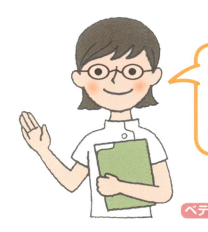

問題志向型看護記録は、「疾患や症状だけに目が向いてしまわないよう、患者さんに起きている問題そのものを捉えて治療する」という考え方である点が優れているといわれています。

ベテランナース

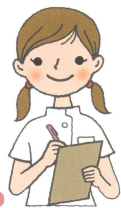

新人ナース

column

POMRが導入された経緯とは

　昔の医師の診療録は、医師本人の備忘録として記載されていました。決まったフォーマットはなく、個人が思い思いの形式で記載していたのです。

　したがって、記載された内容は個人差が大きく、内容も貧弱で主観的なものだったため、とても医学という科学的な学問に則った報告書としての価値を、認めることはできなかったといいます。

　そこで、患者さんに起こっている問題を整理して、それぞれの問題ごとに内容を記載するシステムが提唱されました。これが現在のPOMRの原型です。アメリカで広まったこの記録方式は、日本では1980年代に故日野原重明先生（聖路加国際病院名誉院長）によって広められ、内科の記録として定着していきます。

　現在ではどちらかというと看護の世界で大きく広がり、看護記録といえばPOS、POMRといわれるようになったのです。

叙述的記録の種類

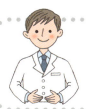

患者さんに関する記録の中で、文章で記載されるものを叙述的記録といいます。叙述的記録の方法にはSOAP、フォーカスチャーティング、経時記録があります。

SOAP

　POSの考え方に基づいた記録方法にSOAPがあります。SOAPでは一つの問題に対して、S（subjective data：主観的情報）、O（objective data：客観的情報）、A（assessment：評価）、P（plan：計画）の4つの項目を記載します。

S：主観的情報	患者さんの言葉をなるべくそのまま記載する。ご家族の訴えなども含まれる。
O：客観的情報	バイタルサイン、観察結果、検査データなど、医師や他のスタッフが取り出した客観的な情報。
A：評価（アセスメント）	S情報とO情報を分析した結果、導かれる判断・評価。
P：計画（プラン）	A（評価）に基づく今後の診断や治療、教育などの計画。

● SOAPの利点
- SOAPによる記録方法に統一することで、医療者同士の患者情報の共有がスムーズになる。
- 患者さんの問題が明確になり、何に注意すればいいかわかりやすい。

● SOAPの欠点
- 問題指向型なので、実施した処置等を記載する場所がない。
- 問題リストにない情報が記載されず、埋もれてしまう可能性がある（➡ p.38参照）。

フォーカスチャーティング

フォーカスチャーティングとは、「患者さんに起こっている介入が必要な出来事」に焦点（F：フォーカス）を当てて、そのときの患者さんの情報（D：データ）、それに対する治療やケアなどの介入・行為（A：アクション）、その結果（R：レスポンス）について記載する経過記録の様式です。

F：Focus	患者さんにいま起きている問題、治療やケアなどの内容。
D：Data	フォーカスを証明する患者さんの主観的および客観的情報。
A：Action	FとDに対して、実際に行った行為（治療・処置など）の内容。
R：Response	Aに対する患者さんの反応。

▼記載例

日付	時間	F	D・A・R	サイン
6/25	15：30	便秘	D：排便3日見られず、腹満あり。食思低下見られる。	
			G音微弱。排ガスは見られていると。	
			A：レシカルボンSP使用し排便促す。	
			R：反応便あり。硬便中等量。すっきりしたと。	塩見

●フォーカスチャーティングの利点
・計画に挙げた問題だけでなく、その都度発生した問題や実施した処置等についても記載できる。
・フォーカス欄に記載されている内容を読むことで経過を把握しやすい。
・実施した内容と結果をそのまま記載するので、記録に時間がかからない。

●フォーカスチャーティングの欠点
・アセスメント欄がないので問題分析が不足しやすい。
・フォーカス欄に書く内容に個人差が出やすく、経過を比較しにくい。
　※同じ状態（術後疼痛など）であっても、フォーカスと認識されれば記録に残るが、認識されなければ記録に残らない　など

1　カルテってどんなもの？

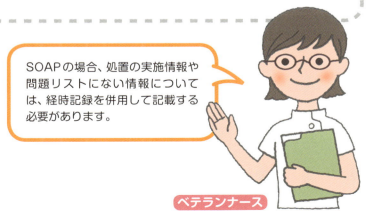

SOAPの場合、処置の実施情報や問題リストにない情報については、経時記録を併用して記載する必要があります。

ベテランナース

経時記録

経時記録とは、患者さんの状態や治療・処置などについての情報を、経時的に記録する形式です。

ふだんはSOAPやフォーカスチャーティングを使用している場合でも、一部の記録に経時記録を導入することがあります。

▼記載例

日付	時間	記　録	サイン
7/1	10：45	訪室時下顎呼吸で口唇チアノーゼあり。コールにて救急カートと応援要請。 モニター装着しHR40台サイナス　SpO_2 83%　O_2マスク4Lにて開始。　JCS300	平井 ↓
	10：50	血ガス採血。PaO_2 72TorrにてO_2リザーバー8LへUP。末梢20Gにてキープしソルラクト開始する。頭部CTオーダーあり検査室へ。	
	11：03	全身性間代性けいれん出現。40秒持続する。 医師指示にてホリゾン10mg iv。一時的に呼吸停止見られアンビュ	

●経時記録が採用される状況とは？

・患者さんの急変時。
・緊急入院等で病状が安定しない場合。
・重症チャートを使用している場合。
・検査入院など、患者さんの状態に変化がない場合。
・看護問題に挙げられている内容以外について記載する場合。
　（別の症状が出現した場合／実施した処置等について記載する場合など）

●経時記録の利点

・書き方に細かい決まりがないため書きやすい。
・時系列で書かれているため、流れを把握しやすい。

●経時記録の欠点

・内容に個人差が現れやすい。
　（決められたフォーマットがないため、適切な表現で記録するには慣れが必要）
・経時的に起きたことを記録するため時間がかかる。
　（時系列で起きたことを思い出しながらの記録になるため）

カルテはどんな構成になっているの？

実際に使用されているカルテには、
どのようなことが書かれているのでしょうか。
この章では、カルテがどんな内容で、
どのように構成されているのかを見ていきます。
カルテのどこに何が書かれているのかを理解して、
的確な情報収集ができるようになりましょう。

カルテに書かれている項目

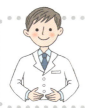

カルテには、昔ながらの紙カルテと電子カルテがあります。どちらも基本的な内容は一緒です。ここでは、カルテには主にどんな内容が含まれるのか、その項目を見てみましょう。

表紙

表紙には、右に示すように、氏名や保険証情報、傷病名などの基本情報が記載されます。

> 氏名、保険証情報、公費負担番号、傷病名、既往歴、処置欄（手術、処方、処置等）、診療点数など

▼カルテ表紙の例

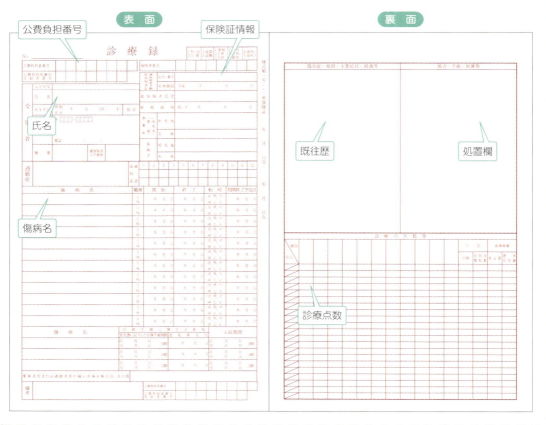

医師の記録

医師の記録は、以下に挙げる項目が記載されます（➡p.22参照）。

①**主訴**	：患者さんの訴える症状。
②**現病歴**	：現在の病気を中心に、主訴に関連した病状について記載。
③**既往歴**	：過去にかかった病気を、かかったときの年齢とともに記載。 アレルギーや輸血歴、女性の場合は出産歴なども該当する。
④**理学的所見**	：全身状態について記載する。体の各器官別・系統別に記載。 シェーマ（図）を用いて記載されていることもある。
⑤**経過記録**	：毎日の診察の記録。 症状や観察所見、主要な測定値、検査所見やデータなどの解釈を記載。 診療計画の見直しや変更、追加があった場合はその内容。 処置の実施内容。 病状説明の内容と患者さん・ご家族の反応。
⑥**サマリー**	：患者さんの経過や実施した医療情報をまとめたもの。

指示簿

指示簿とは、医師が患者さんに対して実施したい検査や治療などについて、看護師やコメディカルに対し指示するために記録されるものです（➡p.26〜28参照）。

予測指示	：患者さんの状態が変化したとき、症状が出現したときなどに、どのような処置をするかをあらかじめ示したもの。
注射指示	：実施する点滴・注射類について示したもの。
服薬指示	：内服について示したもの。
検査指示	：実施する検体検査、画像検査などについて示したもの。
食事指示	：入院中の食事内容について示したもの。
その他	：カテーテルの挿入など、処置等について示したもの。

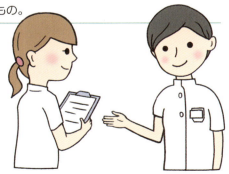

コメディカルの記録

　コメディカルとは、医師の指示のもとに業務を行うスタッフのことを指しますが、一般に医師と看護師を除いた医療従事者をコメディカルと呼ぶことが多いようです。
　コメディカルの記録には、以下のようなものがあります。

薬剤	：服薬指導など、薬剤師が実施した業務に関する記録（➡p.29参照）。
検査	：検体検査、画像検査、超音波検査などの結果に関する記録（➡p.29〜32参照）。
リハビリテーション	：リハビリテーションに関する記録（➡p.33参照）。
栄養	：栄養スクリーニング、栄養管理計画書、栄養指導の内容など、栄養士が実施した業務に関する記録（➡p.34参照）。
医療連携室	：入退院調整に関する記録（➡p.35参照）。

看護師の記録

　看護師の記録は多岐にわたるため、病棟の特色によって異なる場合もありますが、一般的に以下のようなものが挙げられます。

①**アナムネ**　　：患者さんの基本情報（➡p.36参照）。
②**看護計画**　　：問題リスト、看護計画（➡p.37参照）。
③**看護記録（叙述的記録）**：患者さんに関する日々の記録（➡p.38参照）。
④**患者チャート、重症チャート**：患者さんの状態の推移がわかるよう、測定値などを時系列で示したもの（➡p.39〜42参照）。
⑤**褥瘡評価**　　：褥瘡発生リスクの評価シート。
⑥**転倒・転落アセスメント・スコアシート**：転倒・転落のリスクについてアセスメントし、対策を立案するもの（➡p.107参照）。
⑦**看護必要度**　：患者さんが必要としている看護の量を判定するもの（➡p.83〜85参照）。
⑧**コスト表**　　：実施した処置などを記入し、コストを算出するためのもの（➡p.42参照）。
⑨**看護サマリー**：患者さんの経過とともに、実施した看護についてまとめたもの（➡p.60参照）。

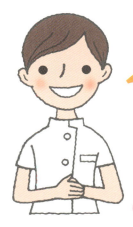

> 紙カルテの場合、いま述べたような順番で綴じられている施設が多いようです。電子カルテはメーカーによって画面レイアウトは様々ですが、おおむね見たいページにすぐにアクセスできるようなデザインになっています。

先輩ナース

紙カルテと電子カルテの利点・欠点

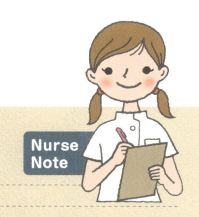

Nurse Note

● 紙カルテの利点
- PCの操作が苦手な人でも書くことができる。
- 一度書いたら消えてしまうことがない。

● 紙カルテの欠点
- 別の患者さんの紙を綴じてしまうなどのインシデントが発生しやすい。
- 破れたり汚れたりしやすい。

● 電子カルテの利点
- ベッドサイドなどどこにでも運んで記入できる。
- 記録をなくすことがない。

● 電子カルテの欠点
- 端末がないと記録できない。
- PC操作が苦手な人は時間がかかる。
- システムがダウンすると機能が停止してしまう。

医師の記録

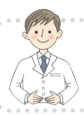

紙カルテでは、医師の診断や経過記録を記したものを**2号用紙**と呼び、一般的な医師記録といえばこれを指します。
ここでは医師の記録がどのようになっているのかを見ていきましょう。

入院時記録

実際の医師の入院時記録とその説明を以下に示します。

▼記載例

主訴（C.C.）：発熱・咳・痰 〔患者さんの訴えや症状〕

現病歴：脳梗塞治療後の当院かかりつけ患者さん。〔現在の症状がいつ頃から出て、現在どうなっているか〕
　　　　1週間ほど前から食事でむせるようになり、食欲低下が出現。
　　　　3日前より咳嗽と喀痰が見られたため近医受診し、感冒と診断され処方薬を内服していたが改善なく、熱発および倦怠感、呼吸困難感も出現し、食事がほとんどとれなくなったため救急車にて搬送された。胸部X-Pの結果肺炎像あり、加療のため内科病棟に入院となる。

既往歴：心房細動、脳梗塞、高血圧 〔これまでにかかった病気やケガなど〕

〔測定値や診察から得られた所見など〕
理学的所見：JCS 2、BP178/96、HR118、RR26、SpO₂ 92%（RA）、BT38.4℃、右下肺moist raleあり。

〔採血などの検体検査、画像検査、生理検査などの結果〕
検査所見：血液：WBC 15800　CRP 24.0
　　　　　　　　Hb13.5　Na129　K3.1
　　　　　胸部X-P：右下肺野に浸潤影あり。

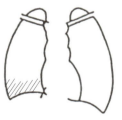

〔患者さんの状態から導かれた問題のリスト〕
問題リスト：♯1.誤嚥性肺炎、♯2.高血圧、♯3.電解質異常

〔初期の治療方針〕
治療方針：ラクテック80mL/h持続点滴　ユナシン1.5g×2／day
　　　　　絶食　熱発時ボルタレンSP25mg　床上リハオーダー
　　　　　痰培結果待ち　バイタル4検

入院時記録からわかること

入院時の医師の記録には、患者さんの主訴をもとに診察を行った結果と、そこから浮かび上がってきた問題（疾患や病状）、その治療方針が記載されています。

実際のカルテにはもっと多くの情報が記載されていることが多く、読みとるのが難しいと感じるかもしれませんが、すべてを理解できなくても大丈夫です。

どんな症状があり、それに対してどんな検査を行った結果、どんな診断結果（問題）にたどり着き、どのような治療を予定しているのかというポイントを理解できればよいでしょう。

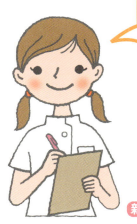

医師の書くカルテは難しいと思っていましたが、これなら理解できそうです。

新人ナース

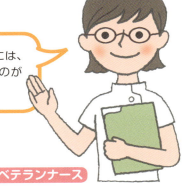

入院時の状態を把握するには、医師の入院時記録を読むのがオススメですよ。

ベテランナース

---

column
略語・英語表記は使ってはいけない？

一昔前のカルテは英語で書かれている部分が多く、あまり読みやすいものではありませんでした。しかし現在では、英語表記は極力避ける傾向にあります。その理由は、誰が読んでもわかる内容にするためです。

カルテに記載されている患者情報は、患者さん自身のものです。患者さんからカルテ開示を求められた場合にも、患者さんやご家族が読んで理解できる内容になっている必要があります。そのため、医療について知識の少ない患者さんでも理解できるように、近年ではなるべく平易な日本語でカルテを記載することが奨励されています。

POSに基づく医師記録

SOAPで書かれている医師記録の一例です。

▼記載例

> ＃1 誤嚥性肺炎　　〔問題リストにある疾患・症状〕
>
> S：食事はあまり摂れません。だるくて苦しい。　〔患者さんの訴え〕
>
> O：体熱感あり、昨夜から38℃台の熱発持続。聴診にて湿性ラ音を右下肺野に聴取。　〔診察や検査などから得られた客観的データ〕
>
> 　　膿様の喀痰多く吸引する。自己喀出不可。努力様呼吸なく呼吸困難感軽度。
>
> 　　SpO$_2$ 95%。胸部X-Pにて右下肺野に炎症所見あり。
>
> 　　WBC12600　CRP18.2
>
> 　　会話中に唾液によるむせあり。
>
> A：唾液誤嚥による誤嚥性肺炎　〔SデータとOデータから導き出したアセスメント〕
>
> P：禁飲食とする。抗生剤点滴投与開始。　〔アセスメント結果に対する計画〕

　Sデータは患者さんの発言を主体的に記載、Oデータは検査値などを交えた患者さんの状態を客観的に記載しています。AはSとOから導いた診断名を、Pは診断に対して行う治療を記載しています。

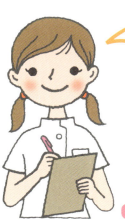

SデータとOデータから患者さんの状態が理解できますね。

新人ナース

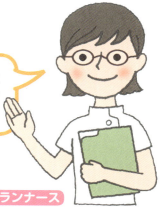

そこからアセスメントした病状とその治療法が一目瞭然で、わかりやすい記録になっています。

ベテランナース

患者家族に対する説明の記録（IC記録）

患者家族に対する説明の記録は医師記録とは異なり、医師が患者家族に説明した内容と、それに対する質問などの反応を下記のように記載しています。

患者家族にとって、病状や治療法などの説明を理解するのは難しいことが多いため、医師の説明内容のみでなく、どのような質問が出たのか、どのような反応があったのかを併せて記載しておく必要があります。

▼記載例

●本人、妻へムンテラ

　飲み込みの機能が衰えてきており、食べものや唾液が食道ではなく気管に入ってしまったために、肺炎を引き起こしたと思われます。熱が出たのは肺炎のためで、そのせいで食欲が落ち、体の中の水分や電解質のバランスが崩れている状態です。この状態で口から食べるとまたむせてしまい、肺炎がひどくなってしまうおそれがあるため、食事はしばらくやめて、点滴で様子を見ます。肺炎に対しては抗生剤を点滴で投与して治していきます。点滴をすれば脱水や電解質の状態が改善して元気が出てくると思います。リハビリを同時に行って、飲み込みの機能を調べることを始めていきます。むせないように訓練をして、少しずつ食べられるものを増やして治療していく予定です。

　妻：点滴だけで栄養は取れるのか。

　　　→まずは水分を補給して、状況を見ながらカロリーを上げていきます。飲み込み機能の
　　　　回復が思わしくない場合、カロリーの高い点滴をするため、足の付け根から太い血管に
　　　　管を通して点滴をする場合もありますが、いまは普通の点滴で様子を見ます。

　妻：本人は食べたがっているが、その場合は食べさせていいか。

　　　→いまは食べると肺炎が悪化する可能性があるので、口からは何も入れない方がいいです。

　本人：来週入れ歯を作り直すために歯医者を予約しているが、どうしたらいいか。

　　　→歯医者は治療が終わってからの方がいいと思います。
　　　　飲み込みの訓練で口の中の動きなども見ていきます。
　　　　いまは肺炎の治療を優先させましょう。

●DNARについて説明

　　　フルコース希望。書類記載をお願いする。

医師による指示

指示箋、**指示簿**などとも呼ばれ、大きく3つの部分に分けられます。

予測指示：あらかじめ予測がつく患者さんの状態変化に合わせ、指示を出しておくもの。入院時に最初の指示が出され、その後、患者さんの状態によって内容が変更される。**入院時指示**とも呼ばれる。

与薬指示：内服薬や外用薬、および注射に関する指示内容を記載するもの。与薬は治療の基本的な部分となるため、日常の看護で最も目にする機会が多い。

検査指示：実施する検査の指示。検査には臨床検査と呼ばれる検体を扱うものと、心電図やエコーなどの生理検査、レントゲンやCTなどに代表される画像検査がある。

予測指示	与薬指示	検査指示
予測される変化が起きたときに用いられる ・バイタルサイン変動時 ・疼痛時 ・不眠時	主な治療である投薬についての指示 ・内服指示 ・点滴指示	実施する検査に関する指示 ・臨床検査 ・生理検査 ・画像検査

①予測指示（入院時指示）

医師の指示は実施のたびに確認することが大切です。
先輩ナース

予測指示は以下のように記載されます。患者さんの状態変化に対応する指示が確認できます。

▼記載例

収縮期血圧180mmHg以上	アダラート5mg内服
HR 160/minが30分以上続くとき	ワソラン1A＋生食100mL　30分かけてdrip
体温38.5℃以上	ボルタレンsp 25mg 1個　または　ポンタールcap 250mg 1cap
SpO₂ 90%以下	O₂経鼻にて1Lから開始　0.5Lずつ増減可　MAX 5Lまで
疼痛時	カロナール500mg　1T　p.o.
嘔気・嘔吐時	ナウゼリン1T　p.o.
不眠時	ブロチゾラム　1T　p.o.
不穏時	セレネース0.5A＋生食50mL　30分かけてdrip

②与薬指示

内服薬や外用薬、注射などの与薬に関する指示は以下のように記載されます。

▼記載例

内服	6月10日～6月16日　7日分	← 指示期間が記載されており、電子カルテの場合は処方箋とリンクしている
	①アムロジン2.5mg　　2T　1回・朝	← 薬名（どんな薬を）、容量（どのくらいの量）、回数（1日何回どのくらい飲むのか）がわかる
	②プラビックス75mg　　1T　1回・朝	
	③サンリズム25mg　　2 cap　3回／日	
	④ムコソルバン15mg　　1T　3回／日	
	⑤スピロペント10μg　　2T　2回／日	← 外用薬の処方。用法の指示がある場合とない場合がある
外用薬	シムビコート　　　　1回1吸入、2回／日	
	アドフィード　　　　3P	
	タチオン点眼　　　　4回／日	
注射	6月10日～6月12日　5日分	← 点滴の指示期間
	①ビーフリード　500mL　0時～12時	← メイン（本管）から投与する点滴。この場合、同じ点滴を2本持続で投与するということがわかる
	②ビーフリード　500mL　12時～0時	
	③スルペラゾン　1g　＋　生食100mL　9時・17時	← 抗生剤は朝・夕の2回投与されることが多い

③検査指示

検査指示は以下のように記載されます。

▼記載例

日　付	項　目	サイン
6月12日	12誘導心電図	
	胸部X-P　2R	山田
6月14日	心エコー	山田
6月15日	採血（内科セット①、凝固）	
	喀痰培養	川端
6月18日	スパイロ	山田

● **検査オーダーが立てられたら確認すべきこと**

検査には様々な種類のものがありますが、特定の条件のもとでしか実施できない場合があります。

例えば胃内視鏡は一定時間絶食することが条件ですし、採血は朝食前の空腹時に行われることがほとんどです。

また、腹部エコーを実施する際は、膀胱内に尿を溜めておくことが求められます。

造影剤を使用して行うCTやMRIなどの場合は、造影剤の副作用による嘔気・嘔吐が出現する可能性を考えて、延食にして実施します。

オーダーが立てられたときは、これらの条件を確認したうえで、スムーズに検査を実施できるように配慮する必要があります。

> 電子カルテの場合は、オーダーはそのまま各部門のシステムに流れるため、処方箋は薬局に、検査依頼は検査部門に直接届きます。一方、紙カルテの場合は各部門にオーダーを通知しなければならず、薬剤であれば処方箋や注射箋、検査であれば検査伝票が別途必要になります。
>
> 使用しているカルテの種類と院内ルールによって必要な書類が異なるので、注意が必要です。

口頭指示はどう受ける？

口頭指示とは、医師が指示を出すときにカルテに記載せず、看護師に対し口頭で伝える指示出しの方法です。電子カルテを使用するようになり、口頭指示は以前よりだいぶ少なくなりましたが、それでもまったくなくなることはありません。

口頭指示が発生する場面には、主に2通りあります。一つは、医師がカルテのない場所にいるときに、電話などで指示を受けて実施し、あとから医師がその内容をカルテに記載するといったケースです。紙カルテを使用している病院で医師が病棟に不在のときや、夜間に電話で指示を受けなければならない場合などがそれに当たります。もう一つは患者さんの急変時対応の際に、いちいち指示を記載してもらっている時間がない場合、医師が口頭で出した指示をその場で実施し、落ち着いてからカルテに記載してもらうというケースです。

いずれの場合も、指示内容が正しく実施される必要があるため、受けた指示を正確に書き留めておき、内容を復唱して確認するなどの手順を踏むことが必要です。口頭指示は聞き間違いや勘違いなどによるエラーが発生する可能性が高いため、口頭指示受けについてのマニュアルが作成されており、それに沿って実施されることが必要です。

コメディカルの記録

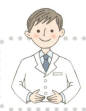

患者さんを取り巻く多職種がどのような視点で患者さんを把握しているかを知るためには、**コメディカルの記録**に目を通すのが一番です。

薬局の記録

薬局の記録には薬剤管理指導記録、麻薬管理指導記録、退院時服薬指導記録があります。

1. 薬剤管理指導記録
    患者さんの薬剤に関するエピソードを記載したもの。
    副作用歴 ／ アレルギー歴 ／ 薬学的管理指導内容（服薬状況・重複投薬・配合禁忌等の確認）／
    患者さんに対する指導事項 ／ 患者さんからの相談事項　など
2. 麻薬管理指導記録
    麻薬にかかわる薬学的管理の内容を記載したもの。
    麻薬の服薬状況 ／ 疼痛緩和の状況　など
3. 退院時服薬指導記録
    患者さんが退院するときに薬に関して行った指導内容と、手渡した文書を保管したもの。
    薬歴 ／ 薬剤情報提供書　など

放射線科の記録

●**各検査結果の画像**

紙カルテでオーダリング未導入の場合はフィルムとして、電子カルテやオーダリングの場合は放射線検査の画面から、各種画像検査の結果を参照することができます。

●**読影記録**

放射線検査を実施したときに、その結果を放射線科医に見てもらい、細かい部分まで読んでもらうことがあります。これを**読影**といいます。
画像を読影に回した場合は、読影結果をレポートとして参照することができます。

検査科の記録：臨床検査

検査科からは、主に検査結果の記録が共有されます。

● **臨床検査**
・血液検査などの検体検査結果
　基準となる数値が記載されているので、実測値が基準値とどのような関係にあるのかがわかりやすい。

検査項目	基準値	H／L	実測値	単位
TP（総蛋白）	6.7〜8.3	L	6.2	g/dL
Alb（アルブミン）	3.8〜5.3	L	2.8	g/dL
A/G	1.1〜2.0		1.5	
T-Bil（総ビリルビン）	0.3〜1.2mg/dL		1.0	mg/dL
D-Bil（直接型ビリルビン）	00.4mg/dL以下		0.2	mg/dL
WBC（白血球）	3500〜8500	H	12100	/uL
RBC（赤血球）	男430〜570万			
	女370〜479万		452	/uL

各項目の単位を示す

各検査項目の正常値

検査項目名。英語の略名と日本語名が併記されていることが多い

基準値より高い場合はH、低い場合はLが表示される

実際の値。男女によって基準値が異なる場合があるので注意

検査科の記録：超音波検査

● **超音波検査**
エコー画像とともに所見が記載されています。

● **腹部エコー**
腹部にプローブを当て、超音波の反射で臓器の形態を見るもの。

▼腹部エコーの診断例

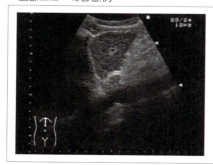

進行した肝硬変。肝実質は全体的に委縮している。肝表面の不整が強く見られ、腫瘤様の凹凸も見られる。圧排による肝の形態変化は見られない。

- **心エコー**
心臓の形や大きさを見るだけでなく、動きを見たり、機能を計測したりすることができる。血液の逆流の有無や、心臓のポンプ機能を評価することも可能。

▼心エコーの画像の例

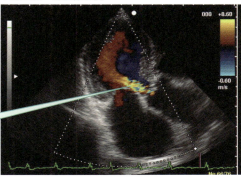

心室から心房に血液が逆流している様子がわかる

検査科の記録：心電図検査

- **心電図検査**
12誘導心電図の計測結果と分析が記載されています。

▼12誘導心電図の例

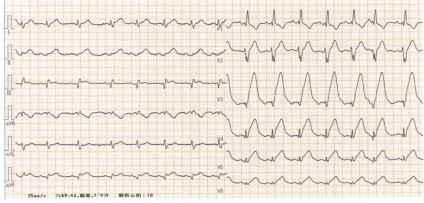

※心電図の分析結果はあくまでも参考程度。医師の診断結果を重要視する。

主にどんな臓器の障害によって各項目の数値が変化するのか、把握しておくことが重要です。

先輩ナース

検査科の記録：肺機能検査

　肺活量や、1秒間に吐き出す空気の量などの測定を行います。

　肺が正常に機能しているか、異常がある場合はどのような種類のものかを判別できます。

▼スパイロメトリーの報告例

氏　　名：○○○○○
生年月日：1945/06/15　男　67歳
患者番号：1234567
検査日時：201●/06/28　10:05
診療科：血液内科
病棟：
依頼医師：奥川
身　長：170.8cm
体　重：66.1kg

スパイログラム

項目	単位	測定値	予測値	%予測値
肺活量	L	2.15	3.89	55
1回換気量	L	0.68		
予備呼気量	L	0.61	1.46	42
努力性肺活量	L	2.15	3.78	57
1秒量	L	2.03	3.09	66
1秒率 (G)	%	94.4	81.4	116
1秒率 (T)	%	94.4		
MMF	L/s	2.32	2.71	86

フローボリュームカーブ

項目	単位	測定値	予測値	%予測値
ピークフロー	L/s	7.35	8.29	89
$\dot{V}_{50}$	L/s	2.51	3.88	65
$\dot{V}_{25}$	L/s	1.04	1.44	72
$\dot{V}_{50}/\dot{V}_{25}$		2.41		
$\dot{V}_{25}$/身長	L/s/m	0.61	1.10	56

コメント：　　　　　　判定医師：
拘束性換気障害（中等度）

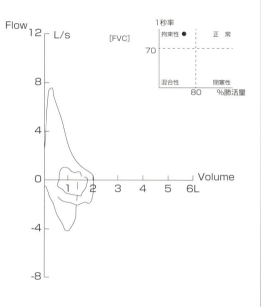

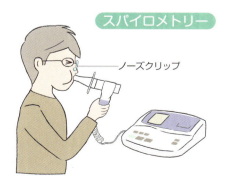

スパイロメトリー

ノーズクリップ

リハビリテーション科の記録

リハビリテーションの記録には、以下のようなものがあります。

● **リハビリテーション実施計画書**

リハビリテーションに必要な患者さんの情報が記載されており、それに基づきリハビリテーションのゴールを設定、そこに至るまでのリハプログラムなどを記載したもの。

▼記載されている内容

診断名／合併症／発症前の活動／日常生活自立度／心身の機能／ADL／リハビリテーションの目標／本人・ご家族の希望／リハビリテーションの方針／目標達成時期

● **日々の記録**

リハビリテーションを行ったときは毎日記載されるもの。患者さんのリハビリテーションの内容や回復の経過、現在の**ADL**（日常生活動作）がわかる内容となっている。

▼言語聴覚士（ST）の記録の一例

日時　：2019年6月11日　14:00〜15:00　3単位
実施者：ST　田川美鈴
＜算定項目＞　脳卒中リハ（1）
＜訓練項目＞　1．口腔ケア　2．関節ex　3．直接ex
車いすにて口腔ケア実施。スポンジブラシを手渡しセルフケア促す。
間接ex後、嚥下（えんげ）ゼリー1個ととろみ水自力摂取する。交互嚥下を促しながら摂取し、
ムセはみられず。嚥下前に話し始めてしまうことが多い。
独語のような発語が多いが、やり取りが可能なことも見られる。

リハビリテーションの記録からは、患者さんが実際に病棟でしているADLと、リハビリで実施しているADLの差を知ることができます。

入院中のすべての患者さんの理想的なゴールは、「家で不自由を感じない程度に回復して退院すること」ですから、個々の患者さんに合わせたゴール設定を行い、そこに向かって危険のないようにできることを増やしていく必要があります。

やればできるのに看護師が行っている援助があるのか、あればそれはどんなものなのかを、リハビリテーションの記録から把握することによって、患者さんの能力を伸ばす援助に変えていくことができるのです。

栄養科の記録

●栄養アセスメント

患者さんの身体状態や検査結果などから、患者さんに必要な栄養量を計算し、適切な提供形態や量についてアセスメントするもの。

身体状態：身長／体重／BMI／標準体重／褥瘡の有無／嚥下障害の有無　など
検査結果：Alb／Hb／AST／ALT／血糖値／HbA1c／
　　　　　総コレステロール／TG／クレアチニン／BUN／CRP　など
必要栄養量の計算：治療やリハビリなど、患者さんにかかる負荷を加味して計算する。
摂取栄養量の計算：エネルギー、水分量、糖質、タンパク質、脂質について計算する。

●栄養管理計画書

特別な栄養管理が必要と判断された患者さんに対し作成されるもの。

入院時の栄養状態に関するリスク：BMI／Alb／栄養補給法／体重減少／その他（浮腫、嚥下機能低下、
　　　　　　　血圧、糖代謝、脂質代謝・腎機能、肝機能、脱水　など）
活動状況　　：臥床／車いす／歩行
消化器症状　：嘔気、嘔吐／下痢／便秘／食欲不振
栄養状態の評価と課題：低栄養リスク（低・中・高）
栄養管理計画：栄養補給方法（経口、経鼻、胃瘻　など）・内容／
　　　　　　　栄養食事相談に関する事項　など

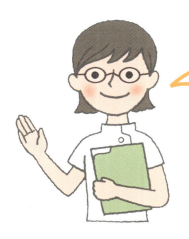

栄養管理は、栄養士だけの仕事ではありません。看護師は日頃の患者さんの食事摂取状態に気を配り、闘病するために必要なエネルギーを摂取できているか確認する必要があります。

ベテランナース

医療連携室の記録

▼記載例

```
2019年6月14日

娘さんと面談。

前回自宅退院を勧められたためご家族と相談したが、階段が急なので昇降が困難と思われ、

介護への不安があるとのこと。

本人は自宅に帰りたいと希望しているため、寝室の場所も含めて検討する必要あり。

手すりも少ないという状況から、浴室などの家屋改修が必要になる場合があることや、

現在の介護保険で利用できるサービス内容について説明した。

次回リハ見学時(6/24)に、自宅退院の可否について返事をもらうこととなった。
```

電子カルテにおいては、**医療相談員（MSW：Medical Social Worker）**が行う退院調整の進捗状況や、情報共有すべきことがらなどが記されていることが多いです。

一方紙カルテの場合、MSWの記録はカルテの中に綴じられないことがほとんどです。

その理由は、MSWは独自の記録を持っていて、個別に管理していることが多いためです。医療相談員であるMSWは、患者さんやご家族から多様な相談を受ける職種であり、他言してほしくないという条件付きで相談を受けることもあります。多職種で共有すべきでない内容を保護するため、このように個別に記録を管理するようになったといわれています。

もしMSWの記録が見つからず、退院調整の詳細を知りたいという場合は、直接担当のMSWに尋ねるとよいでしょう。

> MSWさんに相談した個人情報ってこんなふうに守られているんですね。

男性患者

看護師の記録

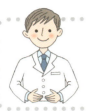

ここからは、**看護師の記録**について見ていきます。
おそらくカルテの中で、看護師の記録は最もボリュームがあるうえに、多角的な情報を得ることができるものといえるでしょう。

入院時記録（アナムネ、アナムネーゼ）

入院時に患者さんから聴取する記録のことを、**アナムネ**（アナムネーゼ）といいます。

▼含まれる項目

・氏名　・生年月日　・年齢　・病名　・キーパーソン　・連絡先
・既往歴　・現病歴　・家族歴　・アレルギーの有無　・嗜好の有無（タバコ／飲酒）

※アナムネのほかに、患者情報用紙などと呼ばれる、患者家族が日常生活の状況などについて記入するものもある。

看護計画なくして看護は成立しない

　入院している患者さんにとっての最終的なゴールは、よくなって退院することです。できれば予定外の事態が発生せずに、最短で退院に向かうことが理想となります。そのために、看護師がどのようなところに気をつけて看護を行うのかを示したものが**看護計画**です。

　看護計画がなければ、患者さんの看護についての目標を共有できないため、看護の方向性を統一することができず、その日暮らしのケアの提供に終始してしまうことになりかねません。

　そして、日頃患者さんに対して行っている看護は適切なのか、気づいていない問題点はないか、などを検討する場となるのがカンファレンスです。カンファレンスの場を活用して、個々の患者さんにとって最適な看護計画にアップデートできるよう心がけたいものです。

看護計画

入院中の看護目標を設定し、それを損なう可能性のある看護上の問題点を挙げたうえで、目標達成のための計画を立案したものが**看護計画**です。日々の看護をどのように展開していくかの指標となります。

▼記載例

氏名：○○○○様		病名：急性心筋梗塞	手術等：5／28 PCI（2枝）	日付	サイン
目標：合併症を起こすことなくADLを向上させ、退院できる				9/13	畠山
問題リスト	＃1	PCI後合併症発生のおそれ		9/13	畠山
	＃2	床上安静による筋力低下		9/13	畠山
	＃3	転倒・転落のリスクがある		9/15	三輪
＃1	OP	①バイタルサイン			
		②心電図モニター			
		③胸部症状の有無			
		④排尿状況			
		⑤穿刺部出血の有無			
		⑥脈拍／知覚／循環障害の有無			
		⑦血液データ			
	TP	①確実な与薬			
		②前処置の実施			
		③チェックリストに沿って治療を進める			
		④術後安静の徹底			
		⑤異常発生時の迅速な対応			
	EP	①スムーズに治療が行えるように、説明用紙を用いた説明を行う			
		②疑問がある場合や不安な場合は、すぐにナースコールで知らせてほしいことを説明する			

問題リストに挙がっている項目すべてに対して計画が立案されます。

これをもとに日々の看護記録を記載するので、的確な問題リストが作成され、それに対し適切な計画が立案されていることが重要です。

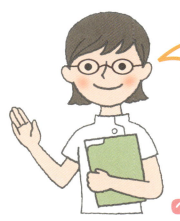

ベテランナース：看護計画とは、私たちが患者さんに提供する具体的な看護について記載されたものです。

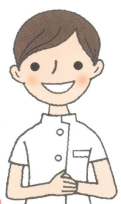

先輩ナース：定期的に評価を行い、タイムリーに更新することが重要ですね。

2 カルテはどんな構成になっているの？

叙述的記録

SOAPを用いて記録された看護記録の一例です。

▼記載例

日 付	時 間	内容	サイン
○月○日	16:00	#3　転倒・転落のおそれ （POSに基づいたSOAP記録。看護上の問題に対する患者さんの状態を記載する）	村上
		S：もう帰ろうと思って。	
		O：夕方になると帰宅願望が強くなり、ベッドからの立ち上がり行動が増加する。離床センサー3秒設定になっており、訪室したときにはすでにつたい歩きで廊下まで出てきている状態。車いす移乗すすめ、ロビーにて過ごす。車いすからの立ち上がり動作みられず。	
		A：面会の妻が帰宅するタイミングが重なることも帰宅願望の原因か。	
		P：離床センサー1秒設定とし、センサー鳴動の際はすぐに駆けつける。	
○月○日	19:30	経時記録 （経時記録。問題リストには挙げられていないが、トピックスとして挙がった出来事について記載する）	
		S：お腹が痛いんだよ。	
		O：臍周囲の痛み訴える。腸蠕動音まずまず。腹満はないが圧痛あり。排便2日間なし。	
		A：便通が滞っているための痛みの可能性あり。	
		P：摘便施行。直腸内に少量下りてきているも、かき出せず。今晩アローゼン1P内服とする。	

　chapter 1の「叙述的記録の種類」（→p.14）にも書きましたが、POSに基づく記録（SOAP／フォーカスチャーティング）は問題にフォーカスしているため、患者さんの抱えている状況に焦点を当てた記録が可能です。一方で、問題リストにない項目については記録漏れが発生する可能性があるため、特にSOAPを使用している場合は注意しなければなりません。

　突発的に発生した項目については、経時記録を併用し、漏れなく記載する必要があります。

POSは便利だけれど、その日の患者さんの情報が網羅されているか、検証する必要があるのですね。

新人ナース

患者チャート（温度板）

　患者さんのバイタルサインの推移や、食事摂取量、排泄回数、水分出納、観察項目などを一覧にしたものが**患者チャート**です。

　叙述的記録では時間の経過とともに埋もれがちな患者さんの経過が一目でわかるようになっているため、多職種で情報を共有するツールとして重宝されます。

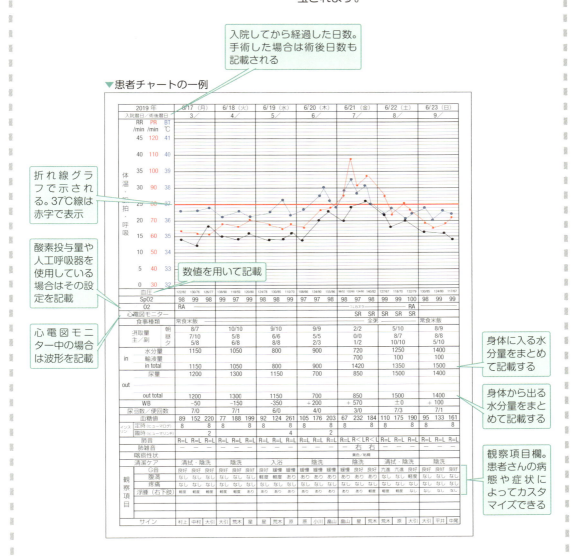

▼患者チャートの一例

- 入院してから経過した日数。手術した場合は術後日数も記載される
- 折れ線グラフで示される。37℃線は赤字で表示
- 酸素投与量や人工呼吸器を使用している場合はその設定を記載
- 心電図モニター中の場合は波形を記載
- 数値を用いて記載
- 身体に入る水分量をまとめて記載する
- 身体から出る水分量をまとめて記載する
- 観察項目欄。患者さんの病態や症状によってカスタマイズできる

　温度板にはそのほか、使用中の抗生剤や内服薬の情報、実施した検査の情報などが記載される場合もあります。

　紙カルテの場合は紙面が限られているため、盛り込む情報は厳選する必要がありますが、電子カルテは縦にスクロールすることができるので、より多くの情報を一覧で管理することができます。

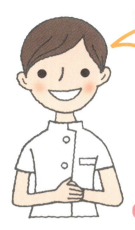

患者チャートを見れば、患者さんのことが一目でわかりますね。

先輩ナース

1週間単位で記載されることが多いので、その間の変化を把握するにはとても便利です。

ベテランナース

コスト漏れを起こさないことが重要

　処置内容を漏れなく記入することはとても大切です。私たちが患者さんに行った内容を正しく請求しなければ、それはすべて病院の持ち出しになってしまうからです。

　例えば、看護師が行う処置で直接点数が取れるのが摘便で、1回行うと100点（1,000円）の診療報酬がつくのですが、記入漏れが発生すると請求ができなくなってしまいます。実施したにもかかわらず適正な対価を得られないのは問題ですし、高額な医療材料を用いて行う処置などの記載漏れがあった場合は、病院に大きな損失を与えることとなってしまいます。

　電子カルテでは必ず実施をかけること、紙カルテでコスト伝票を運用している場合は、業務終了時に必ず、受け持ち患者さんの処置内容が正しく記載されているかどうかの確認を行わなければなりません。

重症チャート

温度板は複数の日数における患者さんの変化を見ることができるものですが、患者さんの1日の変化を細かく記載したものもあります。

重症チャートと呼ばれるもので、患者チャートに記されるような内容を時間の経過とともに書き留めていき、患者さんについての詳細を把握するために使われます。

手術・治療を受けた直後や、集中ケアが必要な患者さんなどに使用され、患者さんの状態によって何時間おきに記録するかを決めて運用します。

▼重症チャートの一例

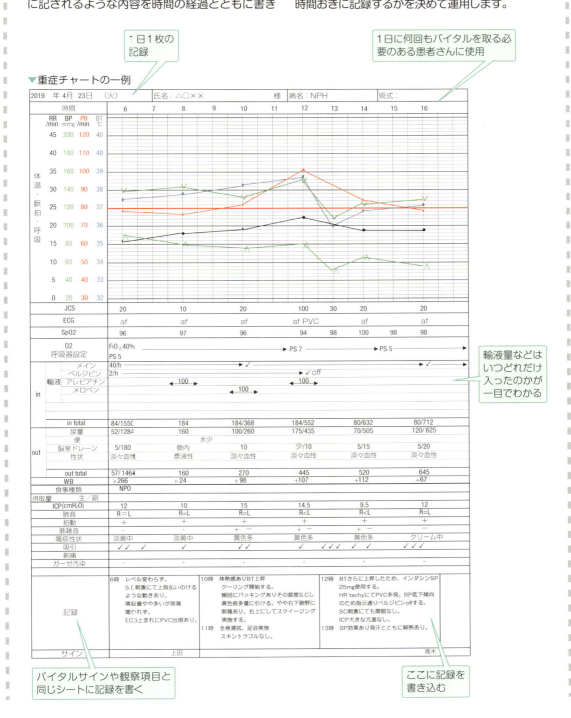

正確な水分出納（ウォーターバランス）や排液量のモニタリング、人工呼吸器などの細かい設定内容を記録する必要があるため、紙カルテの場合はＡ３などの大判の用紙を使用することが多いようです。

　また、紙の重症チャートの場合は叙述的記録を含みます。1枚で患者情報を網羅的に記録し、業務効率を上げることを考えて作られていることがわかります。

コスト表

　紙カルテの場合、看護師が実施した処置や使用した医療材料などを記載して、医事課に伝達するための用紙が必要となります。

2019年7月分　　病棟名：○○○○○○○　　氏名：○○○○

日付	7/11	7/12	7/13	7/14	7/15
酸素／人工呼吸器	→	→	→	→	→
心電図モニター	→	→	→	→	→
血糖測定	下	下	下	下	下
喀痰吸引	✓	✓	✓	✓	✓
低圧持続吸引					
創傷処置（仙骨）	✓	✓	✓	✓	✓
ネブライザー	下	下	下	正	下
尿カテ挿入／導尿		14Fr			
GE（120mL）			✓		
摘便		✓			
屯用薬					
サーフロー針				✓	✓

　電子カルテの場合は、処置オーダー上で実施をかけることによって、医事課に情報が流れるものがほとんどです。院内ルールとして伝票を使用しなければならないケースもありますので、コスト漏れを起こさないようにルールの確認をするとよいでしょう。

看護師が把握するべきことは？

カルテに記載されている情報は膨大で、すべてを把握することは不可能です。
この章では、忙しい看護師がカルテから読み取り、
把握しておく必要のある項目を紹介します。

医師の記録から読みとること

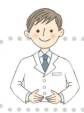

医師の記載する記録の中から、看護師が把握しておくべき項目について見ていきましょう。

入院時記録

医師がどんなところに着目しているかを見ます。

症状：患者さんのどのような訴えを重要視しているのかがわかります。
現病歴／既往歴：患者さんから聞き取った、今回の入院に至った経緯がまとめられています。
　➡主に現在の症状と現病歴から病名を推測して、診断のための検査を決定します。既往歴が現病歴と大きな関わりを持っている可能性もあるので、患者さんの状態と併せ総合的に判断します。

症　状：右上下肢の脱力感、呂律障害
現病歴：本日19時頃、夕食摂取中に手足のしびれと脱力感が出現した。 　　　　様子を見ていたが箸が持てなくなってしまい、次第に呂律も回らなくなってきたため 　　　　救急車要請された。
既往歴：不整脈（5年前に検診で指摘されたが放置）

 この場合、未治療の不整脈が原因で血栓が形成され、それが脳血管に詰まって脳梗塞を起こした可能性が考えられます。

44

理学的所見：どのように診察されており、どんな所見が記録されているかを見ます。
➡ フィジカルアセスメントに基づいた所見が記載されているため、治療の判断基準となる内容がわかります。

理学的所見：MMT右上肢2/5　右下肢4/5　瞳孔不同なし

　　　　　　対光反射あり2.0　右側口角下垂あり

　　　　　　BP112/80　P96（不整）

 現病歴と既往歴から推測された脳梗塞という病名を裏付けるための情報を集めているのがわかります。この場合、右上下肢と顔面の麻痺が所見にあり、脈にも不整が見られているため、脳梗塞である可能性が高いと考えられます。

検査所見：主訴や現病歴を裏付ける可能性のある結果について抜粋して書かれていることが多いです。
➡ その患者さんの症状に合わせ、医師が推測する病名に合わせて検査を選択し実施します。

検査所見：12誘導心電図　心房細動（af tachy）　ST変化なし

　　　　　胸部X-P　CTR：42.14%

　　　　　頭部MRI　左前〜側頭部に低信号域

　　　　　CRP 0.29　WBC 8900　RBC 452　Hb 14.5

 12誘導心電図を計測し、心房細動であるという診断がつきました。また、頭部MRIの低信号域は梗塞巣と判断されるため、心原性脳梗塞であると考えられます。胸部レントゲンは特に所見なく、心臓の大きさを示す心胸比（CTR）も正常であることがわかります。

問題リスト：診断結果や現病歴、既往例などから、医師が何を問題と捉えているかがわかります。
治療方針：診断結果をもとに、初期の治療方針や今後の検査予定が決まります。
➡ 詳しい検査をしていく過程で治療方針が変わることもあります。どのような治療や検査が予定されているのかを把握することで、それに沿ってどのような看護をしていけばいいのかを導くことができます。

治療方針：t-PA（発症2.5時間）　持続点滴　抗血小板薬内服開始

　このケースの場合、主訴である「右上下肢の脱力感、呂律障害」という症状をもとに、診断をつけるために理学的所見や検査所見から情報を集めています。その結果、患者さんの状態を改善するために適切な治療として、緊急で血栓溶解療法（t-PA）を実施するという結論に達していることがわかります。

叙述的記録

日々の患者さんの変化を、どのように医師が診ているのかを把握します。

♯1 心原性脳梗塞

S：右に傾きます。しびれはよくなった。

O：構音障害持続。ゆっくり話すように促すと聞き取れる。右片麻痺改善傾向も座位保持困難。
　　患肢の知覚障害は軽減傾向。食事水分のむせなし。

A：リリカ効果あり。

P：内服継続。

 医師から見た患者さんの問題について記載されています。この場合、脳梗塞で構音障害と右片麻痺、しびれなどの知覚障害があった患者さんに対し、内服薬を開始したところしびれの改善が見られたとアセスメントされています。

Sからは、患者さんが医師に訴えることと看護師に話すことの間にギャップがないかを見ます。患者さんは医師には言えないことを看護師にのみ話すこともありますし、その逆もあります。本当は症状があるのに医師の前では我慢してしまったり、看護師の前でのみわがままな態度をとったりする場合もあります。Sには患者さんの訴えをありのままに書くことが望ましいとされていますが、その理由の一つとして、このような違いを認識しやすくなるということが挙げられます。

このように、患者さんの具体的な様子をそのまま表現することによって、初めて見えてくることがあるのです。

Oは検査結果を含む客観的な患者さんの状態を記載したものです。医師がどのような点に着目して患者さんを診察しているのかがわかります。

AにはSとOから導き出されたアセスメントが記載されています。治療の効果があったか、検査結果からどのようなことがわかったか、医師が今後の予測をどのように立てているのかがわかります。

Pには、アセスメントを受けて今後どのような治療方針でいくのかが記載されています。

看護計画は、医師の治療計画と整合性が取れている必要があります。

医師の入院時記録を読むと、看護計画のヒントがたくさん手に入るんですね！

IC 記録

　IC（インフォームド・コンセント） とは、「説明と同意」と訳されます。病状や治療方法に対する説明を受け、患者さんが納得したうえで治療に同意するという意味です。以前は**ムンテラ**と呼ばれていましたが、現在では患者さんの医療への参加が推奨されているため、ICと呼ばれることが増えています（➡p.49コラム参照）。

　IC記録から把握できるのは、以下のような情報です。

---

❶医師の診断結果について：
　どんな症状に基づきどんな検査をしたか、その結果どのような診断がついたと説明されたか。
❷診断結果に基づく治療内容について：
　治療方法は何通りあり、それぞれどんな治療で、その中でどの方法が一番よいと提案されているか。
❸治療のメリット／デメリットについて：
　それぞれの治療方法のメリットとデメリット、可能性のある合併症について、どのように説明されているか。
❹それを行った場合の結果について：
　治療内容がどんな結果をもたらすかについて、どのように説明されているか。
❺患者さんやご家族の反応について：
　説明を受けて患者さんやご家族がどんな質問をしたか。
❻医師の患者さんに対する応対内容について：
　質問に対しどう答えたかなど、やり取りの記録があるか。

　次ページにIC内容と記録の一例を、❶～❻を明示する形で掲載しています。

IC記録の具体例

例) 本人、長女にIC

　家の前で転んだときに左側が下になったため、左足の太もも付け根の太い骨、大腿骨が折れてしまっています。診断名としては「左大腿骨転子部骨折」❶という病名です。この骨が折れると立ったり歩いたりできなくなってしまうため、このままにしておくことはできません。

　一般的には手術して、プレートと呼ばれる金属を折れている部分に入れて補強します❷。昔は手術をしないで保存的に行うこともありましたが、骨がつくまで長い時間がかかるので、その間は寝たきりになってしまい、体の機能が損なわれてしまうため、いまではおすすめしません。手術後はしばらく傷の痛みは残りますが、痛み止めでコントロールできますし、すぐに歩くけるようになりますので、手術することをおすすめします。

　手術は全身麻酔で行います。麻酔は心臓や肺に負担をかけるので、万が一目が覚めないということも可能性としてはあります。また、喉に管を入れて呼吸を補助するため、声が出にくくなったり痰が増えて術後肺炎を起こす可能性もあります。これらの合併症が起きる可能性は非常に低く、ほとんどの場合手術後部屋に戻ればすぐに目が覚めて、数時間の安静時間が過ぎれば少しずつ動いたり、ご飯を食べたりすることができるようになります❸。

　2週間程度でだいぶ動けるようになりますので、そこからはリハビリ専門の病院でリハビリを頑張れば、以前のように歩けるようになる可能性が高いです。もしかしたら杖が必要になるかもしれませんが、リハビリの経過にもよります❹。

長女：父は独居ですが、一人で生活できるようになりますか❺。

　➡リハビリの状況によります。段差が多かったり、階段を使わないと生活できない場合は、家屋改修や転居などが必要になる場合もあります❻。

本人：手術すると痛いのが心配。どのくらいで痛みがなくなるのか❺。

　➡しばらく傷の痛みは残る可能性があります。痛み止めを飲んでコントロールしながらリハビリをします。痛みの程度や続く期間は個人差がありますが、2週間くらいでおさまる人が多いです❻。

本人：手術はどうしても必要ということですか❺。

　➡必要と考えられます。手術しないで治すことは現実的ではないし、とても時間がかかるうえに歩けるようになる可能性も低くなってしまいます。合併症が起きやすくなりますので、断然手術をおすすめします❻。

この患者さんは、転倒による左大腿骨転子部骨折と診断され❶、それに対して手術と保存的治療の選択肢があるけれど、手術の方をおすすめするということ❷を説明されています。また、手術をした場合は保存的治療より早く離床できるというメリットと、手術時の麻酔合併症というデメリットについても説明されています❸。そして、手術後はどのような経過をたどり、どんな状態になることが予測されるか❹までを説明し、患者さんやご家族からの質問を受け❺、そのすべてに明確な回答がなされていること❻がわかります。

column

ムンテラとインフォームド・コンセント

　ムンテラとは、ドイツ語の「ムンド・テラピー」の略で、「言葉をもって治療する」という意味です。医師から言葉をかけられたり、訴えを聞いてもらい心配事がクリアになったりすると、患者さんやご家族はとても安心します。そういう意味で、医師が患者さんに説明するということは、患者さんを言葉で癒すということにつながると考えられています。

　一方で、医師が医療の知識のない患者さんやご家族に診断や治療について伝えることは、一方的な宣告となる可能性があることも指摘されてきました。医療者から見れば、この疾患ならこの治療をするのは当然だと思われるとしても、患者さんは素人ですから判断材料がありません。例えば手術を決断しなければならない場合、自分で判断できるだけの知識を持っていないわけですから、難しい治療の内容や予後のことなどを正しく理解するのを諦めてしまい、「お任せします」と答えてしまいがちです。患者さん自身が、自分に施される治療についてよく理解しないまま同意してしまうということは、大きな危険をはらんでいます。

　そのような経緯から**インフォームド・コンセント**という概念が取り入れられ、患者さんが自分で判断できるだけの材料を医療者が提供し、患者さんが自分で考え選択し、協力して治療を受けるといった「患者参加」が推奨されるようになりました。現在では、医師の一方的なムンテラではなく、患者さんが説明を受け納得し同意するというコンセプトであるインフォームド・コンセントが、より重要だと考えられるようになったのです。

ベテランナース：医師の記録からは、医師の視点で説明した内容が把握できますね。

先輩ナース：患者さんやご家族がこの説明を正しく理解できたかを確認し、手術を受けるかどうかの意思決定を支援するのが看護師の役目です。

コメディカルの記録から読みとること

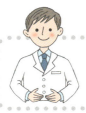

コメディカルの記録からどのようなことが把握できるかを見ていきましょう。

薬剤科の記録

薬剤科は調剤が主な仕事ですので、カルテに記載される日常的な記録は多くはありません。

どのような薬を飲んでいて、どんな飲み方をするものなのかといったことは、処方箋や電子カルテのカレンダー機能（薬歴表示）から知ることができます。

- 薬歴から内服薬の内容や経過を知ることができる。
- いつからいつまで、どんな薬をどのくらい飲んでいたかを知ることで、治療の経過がわかる。

注射箋からは、どんな点滴がいつからいつまで行われていたかということがわかるため、治療と病状の変化を読みとることができます。

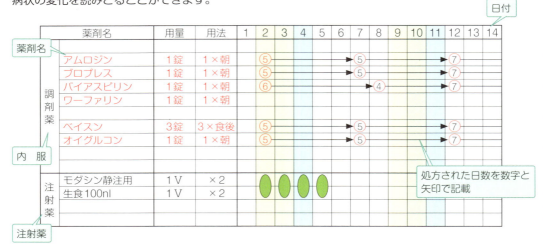

●薬剤鑑定報告書

患者さんの持参薬について鑑定を依頼した場合に作成される報告書。内容を医師が確認し、持参薬の内服を続行するか中止するかを決定します。

検査科の記録

　検査結果についての報告書から情報を得ることは、患者さんの状態を知るためにはとても有効です。患者さんの病名や治療内容を踏まえ、該当する項目に注目してみましょう。

例1）膵炎患者の場合
　　　血液：血算でWBCが高値。
　　　　　　生化学でアミラーゼ、リパーゼ、CRPが高値。
　　　CT・腹部エコー：膵臓の腫脹、膵周囲に液体が貯留。

例2）糖尿病患者の場合
　　　尿検査：尿糖が陽性（＋）。
　　　血液　：空腹時血糖が高値。
　　　　　　　HbA1c（ヘモグロビンA1c）が高値。

例3）肺がん患者の場合
　　　胸部レントゲン：腫瘍を示す陰影が見られる。
　　　喀痰細胞診：痰の中に含まれるがん細胞の有無や種類を調べる。
　　　血液　　　：肺がんを示す腫瘍マーカーの数値が高値。
　　　その他　　：確定診断をつけるために、気管支鏡や肺生検、CTなどの検査も行われる。

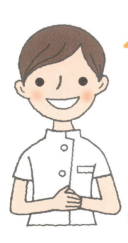
先輩ナース：診断名に応じた検査が行われるため、病気の種類によってどの検査項目の数値が上がったり下がったりするのかを調べておくと、カルテからより多くの情報を得ることができます。

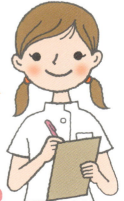
新人ナース：行われる検査の種類によって、何を調べたいのかがわかるんですね。

リハビリテーション科の記録

患者さんのADLの状態などを知るために、とても重要なコメディカル記録です。ふだんどのようなリハビリテーションを行い、どんな機能の獲得を目指しているのかがわかります。

● **PT（理学療法）の記録**

患者さんの身体機能について知ることができます。
起き上がりが可能なのか、寝返りが打てるのか、自力で座位保持ができるのか、車いすに移乗できるのか、立ち上がれるのか、歩けるのか、という身体機能の回復を担当するのが理学療法です。

・患者さんの能力としてのADL（できるADL）
　　例）リハビリ中は背後から支えることで平行棒を1往復歩行可能
　　　　・・・できるADL
　　　病棟では車いすフリー、移動時はスタッフ1名の介助が必要
　　　　・・・しているADL

・リハビリのゴール設定
　　例）自宅退院が目標なので、屋内つたい歩き、下着の上げ下ろしが自分で可能になるのがリハビリのゴール。
　　　　➡病棟でもつたい歩きができ、トイレの動作も自立できるよう計画する。

● **OT（作業療法）の記録**

患者さんの日常生活動作の範囲について知ることができます。

・衣類の着脱
・整容の可否、程度
・食事のしたくなどの家事能力
・入浴動作の程度
・指先を使う細かい作業の可否や程度など

自宅退院が目標で、家事をしている患者さんの場合、洗濯や掃除、料理などができるようになる必要があります。
そういった、日常生活を送るために必要な機能の回復を担当するのが作業療法です。

　　例）OTの入浴評価記録から、浴槽を上手にまたいで入るための方法を知る。
　　　　➡入浴介助時に記録の内容を活かして実践できる。
　　例）シェーバーを使って髭剃りができるように訓練していることを知る。
　　　　➡看護師の介助量を減らし、どのくらい時間をかけると一人でできるのかを観察する。

● ST（言語聴覚療法）の記録

「話す」「聞く」「食べる」といった機能の回復を担当するのがST（言語聴覚療法）です。
STの記録からは、食事摂取の状況や構音障害の程度、高次脳機能障害の有無や程度などを知ることができます。

例）食事を食事として認識でき、自分で口に運び咀嚼して嚥下することができるかを知る。
　➡食事介助のときに気をつけるべき点がわかる。
例）失語症の患者さんに対して、どのようなリハビリを行いどんなふうに回復しているかを知る。
　➡患者さんとコミュニケーションを取るときの注意点がわかる。

リハビリテーションの記録は、退院までの一連の過程の中で、いま患者さんがどのあたりにいるのかを把握するのに最適なものです。患者さんの状態によって、リハビリテーションの目的が異なるため、どんなゴールを設定しているかを常に把握しておく必要があります。

例えば、病気の治療中から始まる早期リハビリテーションの場合、長期臥床による合併症を予防するために行われますが、リハビリテーションが疾患からの回復を阻害しないよう、慎重にかかわる必要があります。そのためにはリハビリ中の患者さんの状態について、リハビリ記録を通じて把握する必要があるのです。

また、回復期や維持期にある患者さんの場合、リハビリテーションで目指しているゴールを把握しないままでいると、患者さんの能力に見合った看護を提供できない可能性があります。自分でできることは患者さんに行ってもらい、できない部分だけを介助できるようになるためには、患者さんの能力を見極め、危険のないように見守る必要があるのです。

ベテランナース

新人ナース

リハビリテーションの記録からは患者さんのいろいろなことがわかるんですね。

患者さんの目標は退院することではなく、退院後もきちんと生活できるまで回復することだということを理解する必要があります。

栄養科の記録

　患者さんが闘病するためには、適切な栄養を摂ることが非常に重要です。闘病は体力を奪うので、とても消耗します。そのため、消耗したぶんを補いながら体力を保つことが必要です。

　栄養科の記録からは、以下のようなことを知ることができます。

患者さんに必要な**栄養量**：
　身長と体重、治療やリハビリなどの負荷をもとに計算される。
　疾患によって必要な栄養素が異なるため、それを加味して計算される。
適した**食形態**、**栄養補給方法**：
　患者さんの状態に最適な食形態となっているかがわかる。
　例）キザミ食、ミキサー食、ソフト食、とろみ付き、高カロリーゼリー、経管栄養など。

　体重の推移は栄養管理に欠かせない指標です。必要な量の栄養を提供しているはずなのに体重減少が著しい場合は、摂取量が少ないか、消費量に見合ったエネルギー量が与えられていない可能性があります。食べこぼしが多くないか、発熱などで代謝が亢進していないかといったことを確認する必要があります。

●患者さんに適切な食形態とは

　義歯などの口腔内の状態や、麻痺の有無、嚥下機能障害の有無などによって、食事の形態は変わります。食事の指示は医師が出すものですが、患者さんの日常の様子を常に見ている看護師は、その形態が本当に患者さんに合っているのかを考えることが必要です。

　例えば、全粥を食べている患者さんがお粥の水分でむせていたり、キザミ食を食べている患者さんが口の中におかずを溜め込んでいたりという場面を目撃した場合、その形態は患者さんに適していない可能性が高いと考えられます。

　ただ食べにくいというだけでなく、むせは誤嚥性肺炎の原因になりますし、口の中に溜め込むことで窒息の危険が高まるなど、安全面の問題が大きく立ちはだかることになります。

　むせにくいとろみ付きにしてみるとか、口腔内に溜まりにくいソフト食にしてみるなど、患者さんの状態や機能に合わせた食形態を考える必要が生じたときは、栄養士に相談してみるとよいでしょう。STが入っている患者さんの場合は、STも交えて相談するとよい解決策が導かれることが多いです。

新人ナース：食べることってとても大切なんですね！

先輩ナース：楽しみでもありますし、必要な栄養素を適切に摂って、元気になってもらわなければなりませんよね。

医療連携室の記録

医療連携室のスタッフがカルテに残す記録として、入院前の情報や退院調整の経過などがあります。

入院前情報：
他院からの診療情報提供書やサマリーなど。電子カルテではスキャンされた情報が文書として管理されている。
MSW（医療相談員）が電話などで直接やり取りした情報なども含まれる。

退院調整の経過：
患者さんやご家族の希望をはじめ、転帰先を探す場合の進捗状況などが記載されている。転帰先の状況によって、退院指導などが必要になってくる場合があるため、入院初期から退院を見据え、準備を進めるために必要な情報であるといえる。

他職種理解のためにも読んでほしいコメディカル記録

患者さんの看護を毎日一生懸命頑張っている看護師は、いつも時間に追われています。

じっくり情報を取っている時間がなく、つい**コメディカルの記録**に目を通すことをおろそかにしてしまいがちです。

確かに、申し送りを聞いたり看護記録を読んだりするだけでも、日々の看護に必要な情報を得ることはできます。しかし、患者さんの全体像を捉え、そのうえで看護が何をすべきかを知るためには、コメディカルの記録から情報を取ることが大切なのです。

また、病院は専門家の集団であり、ふだんは縦割り組織で活動しています。現在では、NST（栄養サポートチーム）や呼吸療法チームなど、組織横断的に活動するチームの種類が増え、お互いの職種の専門性や役割について理解する機会も以前より増えましたが、それでもまだ他職種に対する理解が十分でないのが現状です。

患者さんを支える職種はたくさんあって、それぞれが様々な立場で役割を果たしています。その日の看護のことだけを考えていると、視野が狭くなってしまい、他職種の動きが見えず、患者さんの全体像を把握することができなくなってしまう可能性があるのです。

他職種理解のためにも、患者理解のためにも、ぜひコメディカルの記録を読んで、看護の参考にしてみてください。

看護師の記録から読みとること

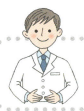

看護師の記録は種類も多く内容も多岐にわたります。その中からどんな情報を把握すべきか見ていきましょう。

入院時記録

入院時記録（**アナムネ**、➡ p.36参照）からは、以下のようなことがわかります。

- 症状と病名。
- 患者さんがどのような経緯で受診し、入院に至ったのか（現病歴）。
- これまでにどのような病気やケガの経験があるのか（既往歴）。
- 家族構成はどのようになっており、誰がキーパーソンなのか。
- ご家族などの連絡先。
- 入院前のADL、生活習慣など。

看護計画

看護計画は、入院中にどのように患者さんを看護していくのか、その方向性を示すものです。疾患や症状、治療方法からどのような問題が発生することが予測されるか、その問題を解決あるいは回避するために、どのように看護していけばいいのかが示されています。

● 入院中の看護目標

今回の入院における看護上の目標がどこにあるのかが示されています。

例）大腿骨頸部骨折で手術目的の86歳女性の場合
「治療が滞りなく受けられ、受傷前のADLにまで回復することができる」

手術という治療を合併症などの発生なく完了することができたうえで、スムーズにリハビリができ受傷前のレベルまでADLが回復し退院することが患者さんにとっての目標ですので、看護師はそれをサポートするための看護目標を設定しています。

看護計画（続き）

● **看護問題**

看護目標を達成するうえで、阻害因子となる可能性のあるものが示されています。こういった問題をリスト化して設定したものが、**看護問題リスト**です。

例）・高齢のため手術に伴う全身麻酔などへの耐容能力に不安がある。
　　・術後の疼痛などで離床がうまく進まず、廃用症候群に陥る可能性がある。
　　・入院や手術をきっかけとした、せん妄症状が出現する可能性がある。
　　・筋力の落ちている状態で動こうとして転倒するリスクがある。

● **看護計画**

看護問題リストに挙げた問題を解決あるいは回避するために、具体的にどんな看護をしているのかが示されています。

看護計画は主に3つの柱から成り立っています。

OP（Observation Plan）：**観察計画**
　観察や測定結果から得られる、問題を解決あるいは回避するために必要な情報。
TP（Treatment Plan）：**ケア計画**
　問題解決のため、具体的に行う看護ケアや処置などの情報。
EP（Education Plan）：**教育計画**
　問題の解決あるいは回避のために、患者さんやご家族に対して行う指導内容の情報。

看護計画は、看護問題一つずつに対してそれぞれ立案されます。日常の看護を実践する際はこれらの計画に基づいて行い、SOAPの記録もそれぞれの問題リストと紐付けしたものを記載することになります。

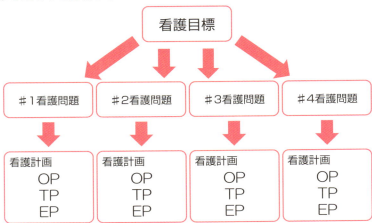

経過記録

　看護師の叙述的記録である経過記録からは、日々の患者さんの状態や行った看護についての情報を把握することができます。

　毎日の細かい経過を知ることができ、看護師の視点からみる患者さんの様子がわかるので、行うべき看護の指標とすることができます。

▼記載例

8月14日　14:00　看護師 平井
#1 心不全による酸素化能の低下
S：寝ると苦しくなります。
O：臥床により呼吸困難感が出現するため、常に起座位呼吸となり不眠にて経過。
ギャッジアップし入眠を促すが、呼吸困難感のため断眠となってしまうと。
O_2 4LネーザルでSpO_2 92%〜95%。トイレ動作により一時的に80台後半まで
低下するが、チアノーゼの出現なし。
A：利尿剤の効果はあるが、排尿行動によりSpO_2がさらに低下している。
P：尿道カテーテル挿入について検討する。

　Sデータである患者さんの訴えから、どのような観察項目やデータが必要かを導き出し、それをOデータとして記録しています。

　さらにSデータとOデータの内容からA（アセスメント）を導き出し、それに基づいてP（プラン）を立て実施するという流れを把握することができます。

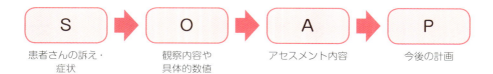

S　患者さんの訴え・症状
O　観察内容や具体的数値
A　アセスメント内容
P　今後の計画

　看護上の問題点はどんなことで、それによって患者さんがどのような訴えをしているかを把握し、それを裏付けるデータを集めて解決のための行動につなげるという、看護の思考の一連の過程が含まれているのが叙述的記録です。毎日患者さんと接する中で得られる基本的な情報であるといえます。

　日常の看護記録はこのように、患者さんの状態を最もよく表しており、それによって看護師がどのように判断し行動したかを把握するためには、最適なツールであるといえるでしょう。

患者チャート／重症チャート

患者チャート／重症チャートに含まれる情報は、以下のとおりです。

- バイタルサイン
- 酸素投与量／呼吸器設定
- 心電図モニターの波形状態
- 食事量
- 点滴などのin total
- 排尿排便回数
- 尿量、排液などのout total
- 血糖値／インスリン投与量
- 観察項目（疼痛の有無、痰の量や性状、呼吸音、瞳孔の大きさ　など）

　患者さんの変化を、主に数値や記号などから把握することができます。

　叙述的記録である日々の看護記録からは、患者さんの訴えなどの詳細を把握することができますが、客観的な推移を一目で読みとるのには適していません。

　患者チャートは、数日から1週間単位で患者状態の推移を把握することができ、折れ線グラフなどを用いることによってバイタルサインの変化も見やすくなっているため、全体的な経過を把握するのに適しています。

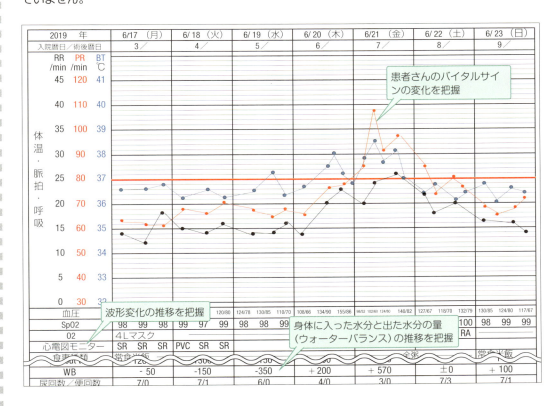

叙述的記録　：毎日の患者さんの詳細情報を把握
　　　　　　　するのに適している。
患者チャート：患者さんの変化の推移を把握する
　　　　　　　のに適している。

新人ナース

チャート類を見れば、いつから熱が出始めたのか、食事が摂れなくなったのかなどが一目でわかりますね。

先輩ナース

各項目の関連性についても、チャートから読みとることができるんですよ。

看護サマリー

　入院中に患者さんがどのような経過をたどったのかを、看護的な側面から記載したものを**看護サマリー**といいます。

　看護サマリーには、既往歴、現病歴、入院中の生活状態、ADLレベルや必要な看護ケア、看護問題などが記載されています。
　他院から転院してきた患者さんの情報を取りたいときなどに役立ちます。

● **看護サマリーから把握できる情報**

・どのような既往があるか。
・どのように発症し、どのような治療を受けてきたか。
・疾患や治療について、患者さんがどのように捉えているか。
・現在のADLや認知的側面はどのような状態なのか。
・看護上の問題がどのようなことで、他院ではどのように対策を取っていたか。
・ご家族についての情報。
・その他継続して注意が必要なことなど。

　また、ふだんは在宅や施設などで過ごしているけれど、症状が悪化すると入院して治療し、また退院するといったことを繰り返している患者さんの場合などは、看護サマリーを読むことで前回より前の入院中の状況を知ることができます。

● **入院の経過が長い患者さんの場合**

　通常、サマリーは退院時に記入するものですが、**中間サマリー**として途中で情報をまとめておくこともあります。入院の経過が長い場合や、現在までの経過を連携先に情報提供する必要がある場合などに用いられます。
　中間サマリーが記載されている患者さんの場合は、日々の記録を最初から読むよりも手っ取り早く情報をまとめて得ることができるため便利です。

看護サマリーだけではない（役に立つサマリーたち）

サマリーは看護師だけが書くものではありません。医師も患者さんの退院時に記載していますし、転院時にはリハビリスタッフもサマリーを記載します。サマリーは「まとめ」という意味で、患者さんの情報をコンパクトにまとめ、記録として残したり誰かに伝えたりするために記載するものです。

医師のサマリーからは、看護サマリーにはない専門的な視点からの情報を読みとることができます。退院後も外来などで継続的にフォローアップする必要がある場合や、状態が悪化して受診する場合など、前回入院時の医師のサマリーから素早く情報を取って対応する必要があります。

そのような場合に、一からカルテを読み返さなくても、サマリーがあれば前回入院時に行った治療やたどった経過を素早く知ることができるため、便利なツールだといえるでしょう。

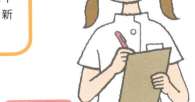

column

情報は断片ではなく、つながりで理解する

　看護学生の頃、**病態関連図**を作成した経験のある方が多いと思います。病態関連図を作成する目的は、患者さんの疾患や症状がどのように影響を及ぼしあって、現在の患者さんの状態を作り上げているのかを理解するためです。関連している項目を紐付けしてまとめることによって、一つひとつではバラバラな情報がひとかたまりになり、「つながった一つの情報」として認識できるようになります。

　カルテには膨大な情報が記録されていて、看護をするうえで多くのことを読みとる必要があるわけですが、カルテから得た情報のそれぞれをバラバラに理解していては、患者さんの全体像はなかなか見えてきません。ある症状が出現するには必ず理由があるはずなので、検査結果や既往歴、バイタルサインなどの情報との関連性について、その都度アセスメントすることが必要です。

　患者さんに起きている現象から、その原因となることがらが導き出されると、点と点が線でつながったような状態になります。これがたくさんできることによって、情報がつながって一つのまとまりとして理解できるようになります。いうなれば頭の中に関連図が描かれるようなイメージです。

　慣れるまでは実際に関連図を描いてみるのもいいかもしれません。アセスメント力の向上のためにも、ぜひこの考え方を覚えておいていただければと思います。

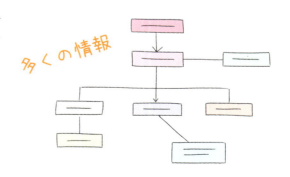

カルテの内容を看護に活かすには

ここまで、カルテはどのような構成になっていて、
どのような情報を得ることができるかを見てきました。
この章では、カルテから得られる情報を看護に活かすために、
どのような点に注目したらいいのかを一緒に考えていきましょう。

検査の意味：数値の示す患者の状態をアセスメントする

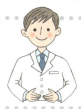

疾患や症状ごとに、行われる検査は異なります。また、基本的な入院時検査から得られる情報もたくさんあります。ここでは代表的な検査とその結果から、患者さんの状態をアセスメントする方法について見ていきましょう。

血液一般（血算）の異常値が示す意味

最も一般的な検査といわれる**血液検査**ですが、ここでは血液一般の数値から得られる情報について見ていきます。

- **血液一般検査**は、入院時にはほぼ全例で行われます。
- 血液中の細胞成分の状態を調べる検査です。
- 定期的に実施し、推移を見ます。

▼血液一般

検査項目	略語	基準値	基準値より多い場合	基準値より少ない場合
白血球	WBC	男性：3900～9800 /μL 女性：3500～9100 /μL	炎症反応 白血病	骨髄機能抑制
赤血球	RBC	男性：427～570 10^4/μL 女性：376～500 10^4/μL	脱水 多血症	貧血
ヘモグロビン	Hb	男性：13.5～17.6 g/dL 女性：11.3～15.2 g/dL	脱水 多血症	鉄欠乏性貧血
ヘマトクリット	Ht	男性：39.8～51.8 % 女性：33.4～44.9 %	脱水 多血症	貧血
血小板	Plt	12～35 10^4/μL	多血症 白血病 炎症	紫斑病 再生不良性貧血 白血病 肝硬変

出典：SRL総合検査案内

生化学の異常値が示す意味

　血液検査の一つである**生化学検査**の結果から得られる情報について見ていきます。

- 生化学検査は、入院時にはほぼ全例で行われます。
- 患者さんの一般状態を幅広く知ることのできる検査です。
- 定期的に実施し、推移を見ます。

▼生化学

検査項目	略語	基準値	基準値より多い場合	基準値より少ない場合
総蛋白	TP	6.7〜8.3 g/dL	脱水	低栄養 肝障害 腎障害
アルブミン	Alb	3.8〜5.3 g/dL	脱水	低栄養 腎障害 肝障害
総ビリルビン	T-Bil	0.3〜1.2 mg/dL	肝胆系疾患／溶血	−
AST／GOT	GOT	10〜40 U/L	肝疾患／心疾患	−
ALT／GPT	GPT	5〜40 U/L	肝疾患／心疾患	−
ALP	ALP	115〜359 U/L	肝炎 肝胆系疾患 骨疾患 悪性腫瘍	−
LDH	LDH	115〜245 U/L	肝臓 肝胆系疾患 肺疾患／腎疾患	−
γ-GTP	γ-GTP	男性：0〜70 U/L 女性：0〜30 U/L	アルコール性肝障害／胆道閉塞	−
CPK	CPK	男性：62〜287 U/L 女性：45〜163 U/L	心筋梗塞 筋肉疾患	−
アミラーゼ	AMY	37〜125 U/L	膵炎 唾液腺炎	−
総コレステロール	TCH	150〜219 mg/dL	脂質異常症 糖尿病／脂肪肝	−
中性脂肪	T-G	50〜149 mg/dL	脂質異常症 糖尿病／肥満	−
尿酸	UA	男性：3.7〜7.0 mg/dL 女性：2.5〜7.0 mg/dL	痛風／腫瘍	−
尿素窒素	BUN	8.0〜22.0 mg/dL	腎機能低下 高タンパク摂取感染症	低タンパク摂取 多尿
クレアチニン	CRE	男性：0.61〜1.04 mg/dL 女性：0.47〜0.79 mg/dL	腎機能障害	−

出典：SRL総合検査案内

▼生化学（つづき）

検査項目	略語	基準値	基準値より多い場合	基準値より少ない場合
Na	Na	134〜147 mEq/L	脱水	ー
K	K	3.4〜5.0 mEq/L	腎炎	
CL	CL	98〜108 mEq/L	尿崩症 腎不全 副腎皮質機能異常	
Fe	Fe	男性：54〜200 μg/dL 女性：48〜154 μg/dL	再生不良性貧血 肝硬変	鉄欠乏性貧血 悪性腫瘍
血糖	Bs	70〜109 mg/dL	糖尿病／ 内分泌異常／妊娠	低血糖
HbA1c	A1c	4.6〜6.2 %	糖尿病	ー
CRP	CRP	0.2以下 mg/dL	炎症／感染	ー

出典：SRL総合検査案内

尿検査の異常値が示す意味

ここでは**尿検査**の結果から得られる情報について見ていきます。

・入院時にはほぼ全例で行われます。
・出現している症状によって実施します。

▼尿検査

検査項目	基準値	陽性（+）の場合	
タンパク質	（−）	腎臓病	
ブドウ糖	（−）	糖尿病	
潜血	（−）	腎臓病 尿管結石 腎腫瘍 生理中	
白血球	（−）	膀胱炎 腎炎	
ケトン体	（−）	糖尿病 飢餓状態	
ウロビリノーゲン	（−）〜（±）	肝障害	
ビリルビン	（−）	肝障害 胆管閉塞	
比重	1.002〜1.030	（高い場合） 糖尿病 脱水	（低い場合） 尿崩症 腎機能低下

出典：SRL総合検査案内

胸部X-P

　胸部の**X-P**も非常に一般的といえる検査ですが、そこからは様々なことを読みとることができます。

・入院時にはほぼ全例で行われます。
・肺野や心臓を含む縦郭、脊椎・肋骨などの骨を見るために撮影します。
・病変がある場合は、定期的に撮影し経過を見ます。

● **正常な胸部レントゲン写真**

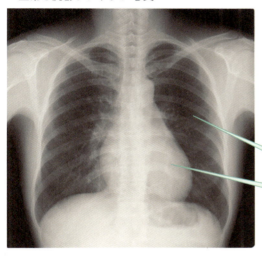

▼胸部レントゲン写真でわかること

・肺の大きさや形
・肺野の病変の有無
・心臓や大動脈弓の大きさや形
・脊椎や鎖骨などの異常の有無
・リンパ節の異常の有無
・異物の有無

空気は放射線を通しやすいため黒っぽく写る

放射線を通しにくい部分は白っぽく写る
（骨・心臓・胃など）

　患者さんの既往歴と照らし合わせて胸部レントゲン写真を見てみると、様々なことがわかります。
　心臓ペースメーカーやCVポートなどを埋め込んでいる患者さんの場合、どの位置にあるかを画像で確認することができますし、過去に手術を受けていれば、その部位に何らかの変化があることがわかります。
　また、主訴や現病歴と照らし合わせることで、患者さんの訴える症状の原因をつかむことができます。

　患者さんが息苦しさを訴えていたり、痰が多くなっていたりする場合、本来黒っぽく写るはずの肺野が白くなっていたり、肺があまり膨らんでいないなどの所見が見られる場合があります。
　日々の看護を展開していくうえで、とても重要な情報がたくさん詰まっているのが、胸部レントゲン写真だといえるでしょう。

12誘導心電図

12誘導心電図からは、非常に手軽に心臓の機能についての所見を得ることができます。

・入院時にはほぼ全例で行われます。
・心臓の状態や働きについて調べる検査です。
・心臓に疾患を持っている患者さんの場合、定期的に検査して状態をフォローします。

▼正常な12誘導心電図の例

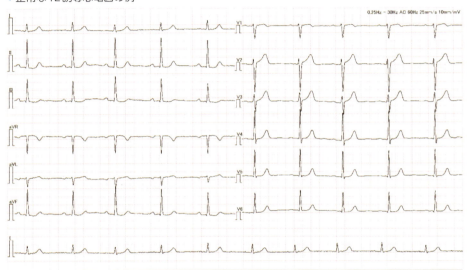

▼12誘導心電図でわかること

・心拍数やリズム（不整脈の有無）
・心筋の量（肥大の有無）
・心筋の壊死・虚血の有無
・電解質バランスの異常の有無
・危険な不整脈を起こしやすい状態かどうか

12誘導心電図は非侵襲的でありながら、心臓の状態について多くの情報を得ることができる検査です。

手軽に短時間で実施できますので、入院時にほとんどの患者さんに対し行われています。

特に手術や侵襲的な治療が必要とされる患者さんの場合は、必ず実施して心機能の評価を行います。

循環器系の疾患を持つ患者さんに対しては、定期的に実施して心臓の状態を評価したり、何らかの自覚症状が発生した場合に、何が起きているかをリアルタイムで調べる目的で実施されます。

心電図を読むのは大変だというイメージがあるかもしれませんが、12誘導心電図には自動解析装置がついていますので、それを参考にするのも手です。しかし、機械による解析結果は厳しめに出ることが多いので、最終的な診断は医師に下してもらうことが必須です。

事例から読み解く…その① ＜問題編＞

以下の事例から、患者さんの状態をどう捉えることができるでしょうか？
アセスメントしてみましょう。

事例1）Aさん（62歳女性）の場合

主訴　：呼吸困難感、浮腫、食思不振

現病歴：2か月くらい前から倦怠感を覚えるようになり、足のむくみが出現した。尿の出が悪くなり、水分を摂っても1日に3回くらいしかトイレに行かなくなってしまった。また、長い距離を歩くと息切れするようになり、苦しくて外出しなくなった。食欲低下も見られはじめたため外来を受診した。

既往歴：糖尿病

バイタルサイン：BP168/106　P100　RR22　BT36.7℃　SpO₂93%

検査結果：＜血液＞　Hb　8.2 ──〔貧血〕
　　　　　　　　　TP　6.1 ──〔低栄養気味〕
　　　　　　　　　BUN　30.7 ──〔腎機能低下〕
　　　　　　　　　クレアチニン　2.82
〔糖尿病の既往あり〕─　血糖382
　　　　　　　　　HbA1c　8.1
　　　　　　　　　K　5.7 ──〔高カリウム血症〕
　　　　＜尿一般＞　尿蛋白　++ ──〔腎機能低下〕
　　　　　　　　　尿糖　++
　　　　　　　　　潜血　+
〔心肥大あり〕─　　尿比重　1.028
　　　　＜胸部X-P＞CTR　62%
　　　　　　　　　胸水貯留あり ──〔胸郭内に水分が貯留〕
　　　　＜心電図＞　洞調律　T波先鋭化あり ──〔高カリウム血症の症状の一つ〕

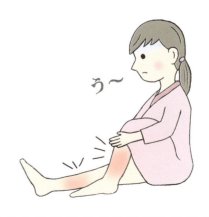

事例から読み解けること…その① ＜回答編＞

p.69で示したこの患者さんの主訴および現病歴、既往歴からは、以下のような関連図が導かれます。

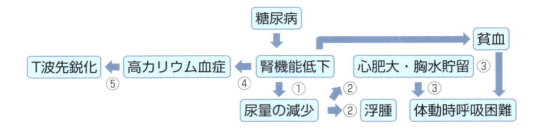

①コントロール不良の糖尿病が原因と思われる腎機能の低下に伴い尿量が減少した。
②体内からの水分や老廃物の排泄が滞るようになったため、浮腫や心肥大、胸水貯留が出現した。
③腎機能低下による貧血と、心肥大や胸水により換気機能が低下したため、体動時の呼吸困難が出現した。
④腎機能低下により排泄機能が低下したため、血中カリウム濃度が上昇した。
⑤高カリウム血症となったため、心電図上Ｔ波に変化が見られた。

今回の病状においては、腎機能低下が最初に起こって、他の症状を引き起こしていることがわかります。この腎機能低下は、既往歴と検査データからみて、コントロール不良状態の糖尿病が原因と思われる腎不全を発症した可能性があると考えることができます。

この状態の患者さんに対しては、腎不全の治療と糖尿病のコントロール、現在見られている症状を軽減するための対症療法が行われます。

このように、患者さんに行われている検査などから状態をアセスメントし、看護計画と日々の看護につなげていくことが大切です。

糖尿病の患者さんは他の疾患にかかるリスクがとても高いのです。

先輩ナース

事例から読み解く…その② <問題編>

さて、もう一つ事例をもとに、どうアセスメントできるかを考えてみましょう。今度は、上腹部および背部に疼痛を訴える男性患者です。

事例2）Bさん（35歳男性）の場合

主訴　：上腹部から背部にかけての疼痛

現病歴：昨夜、飲み会から帰宅する途中で上腹部痛が出現、タクシーで帰宅したが痛みが強く眠れず、朝になり救急車要請し救急外来を受診した。

既往歴：検診で高脂血症を指摘されたが何もせず。

バイタルサイン：BP138／96　P122　BT：38.2℃　RR24　SpO₂98%
　　　　　　　HT172cm　BW88kg　腹囲95cm

検査結果：<血液>　WBC12700　←炎症の兆候
　　　　　　　　アミラーゼ　285 IU/L　←膵機能の異常
　　　　　　　　リパーゼ　127 IU/L　←膵機能の異常
　　　　高脂血症→コレステロール　295mg/dL
　　　　　　　　中性脂肪　278mg/dL
　　　　<尿>　尿中アミラーゼ　1174U/L　←膵機能の異常
　　　　<腹部CT>　膵臓の腫大あり　←膵臓の異常
　　　　　　　脂肪肝

> ### column
> ### 糖尿病をコントロールしなければならない理由
>
> 　p.69の事例に挙げた腎機能障害ですが、**糖尿病**が原因となって引き起こされるケースが多くみられます。この事例では、糖尿病性の腎機能障害が心機能の低下をも引き起こし、さらに腎性貧血となって呼吸困難感を助長しました。加えて、高カリウム血症が続くと心停止の危険にも晒されることになってしまいます。
>
> 　糖尿病はそのほかに、**糖尿病性網膜症**といって目の網膜の血管がダメージを受けて出血する疾患や、末梢の循環が悪くなり足先などが壊死してしまう疾患の原因となります。網膜の出血は失明の原因にもなりますし、足先が壊死すると切断しなければならず、どちらも大きな障害を抱える原因となるのです。
>
> 　糖尿病は生活習慣病ですので、生活習慣を変えれば予防できますし、もし罹患してしまっても正しくコントロールすれば、腎疾患などの二次疾患に罹患せずに済みます。
>
> 　患者さんのQOLを考え、患者さんに合った方法でコントロールできるよう、サポートしていきたいものです。

事例から読み解けること…その② <回答編>

　この患者さんの主訴および現病歴、既往歴からは、以下のような関連図が導かれます。

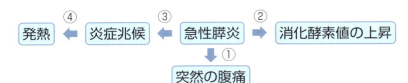

①急性膵炎を発症し、突然の腹痛が発生した。
②急性膵炎のため、アミラーゼやリパーゼなどの消化酵素の値が上昇した。
③膵臓周囲の炎症が発生し、白血球の値が上昇した。
④炎症反応が発生した結果、発熱した。

　このケースの場合は、年齢も若く既往のあまりない中、主訴である突然の腹痛が発症したということで、いくつかの可能性が考えられます。
　疼痛の部位が上腹部から背部にかけてのものであったため、当初は狭心症や心筋梗塞による放散痛を疑いましたが、血液データから膵機能低下が疑われ、かつ腹部CTによって膵臓の腫大が見られたことから、急性膵炎と診断されたケースです。

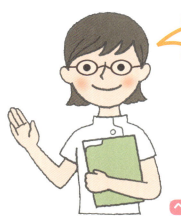

ベテランナース：一般的に行われる採血や採尿からは、多くの情報を得ることができます。

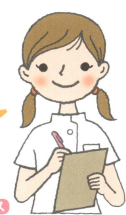

新人ナース：患者さんの症状に合わせて、どのような検査を追加するか決めるんですね。

患者チャート／重症チャートの ココを見よう

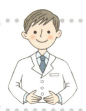

患者チャート（温度板）や重症チャートといったチャート類は、患者さんの状態変化を経時的に表すことのできる便利なツールです。
ここではその活用方法について見ていきましょう。

患者チャート（温度板・経過表）

患者チャートには様々な情報が盛り込まれています。

上手に活用すれば多くのことが一度に把握でき、各項目がどのように関連しているかもわかります。

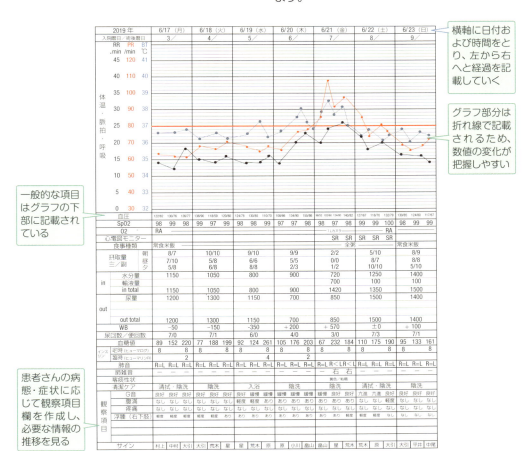

- 横軸に日付および時間をとり、左から右へと経過を記載していく
- グラフ部分は折れ線で記載されるため、数値の変化が把握しやすい
- 一般的な項目はグラフの下部に記載されている
- 患者さんの病態・症状に応じて観察項目欄を作成し、必要な情報の推移を見る

バイタルサイン

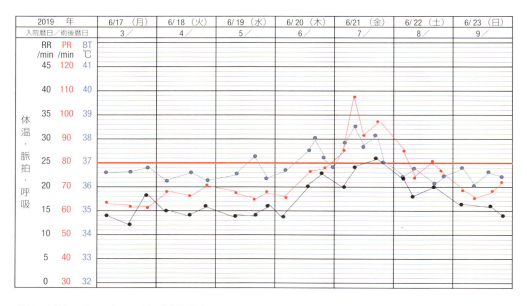

● 体温・脈拍・呼吸・血圧の値が基準値内であるか

　基準値は標準的な値であるため、その患者さんのふだんの状態と比べて、体温・脈拍・呼吸・血圧の値が基準値内であるか、大きな変化がないかを確認しましょう。いずれも自覚症状の有無やそのほかの症状などと併せて判断するものであり、数値のみでの判断はできないことがあるため注意が必要です。

▼バイタルサインの確認例

- ふだんの収縮期血圧が150mmHg前後の患者さんが、100mmHg台しかない場合は、血圧低下と考える。
- ふだんの脈拍が100回／分台の患者さんが60回／分台を示したら、徐脈と考える。
- 基準値だと37.0℃以上が発熱と考えるが、体温がふだんから37.0℃台の人は平熱と捉える。

患者さんの疾患によって適切なバイタル値が異なる場合があります。基準値はあくまで基準ですので、個々の患者さんの病態・症状に合った観察を心がけましょう。

先輩ナース

SpO₂、酸素投与量および方法

	6/17（月）	6/18（火）	6/19（水）	6/20（木）	6/21（金）	6/22（土）	6/23（日）
SpO2	98 99 98	99 97 99	98 99 99	97 97 98	98 97 98	99 99 100	98 99 99
O2	RA RA RA	RA RA RA	RA RA RA	RA RA RA	RA 1Lカヌラ →	RA RA RA	RA RA RA

● SpO₂の値

SpO₂（動脈血酸素飽和度）の値は適正か、酸素はどのくらいの量がどのように投与されているかを確認します。SpO₂は酸素化の程度を手軽に知ることのできる指標です。血圧などとは異なり個人差は基本的にはありません。95％を切ることのないように管理します（→p.76コラム参照）。SpO₂の値が取りにくいときには、次の表の可能性を考えます。

▼SpO₂の値が取りにくいときの対処法

プローブが適切に装着されていない	プローブの爪側と指の腹側が逆になっていないか、横にずれて斜めになってしまっていないか、厚すぎる／薄すぎる部分に装着されていないか（6～18mm厚の部位に装着されているか）を確認する。
爪が着色されている	パルスオキシメーターがエラーになる可能性があるため、マニキュアなどが塗られていないかを確認する。
冷感はないか	末梢循環が悪く冷たくなっていると、脈波を拾えない場合がある。

● 酸素の投与量と投与経路

酸素については、投与量の推移と投与経路（経鼻なのか経口なのか）やデバイスの種類（マスク、Tピース、ベンチュリー、経鼻カニューレなど）を確認します。SpO₂の値に急激な低下がないか、安定しているかどうかなどを確認し、必要と判断すれば投与量およびデバイスを変更します。

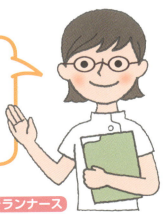

SpO₂が指先で測定できないとき、耳介などの別の場所に装着することがありますが、耳介は指先より薄いため、専用のプローブが必要となります。正しい値を得るために、使用する器具には十分注意しましょう。

ベテランナース

心電図モニター

	6/17（月）	6/18（火）
心電図モニター	SR　SR　SR	PVC　SR

● モニタリング中の記録方法

　心電図モニターについては、モニタリング中であることを示す印のほか、波形の状態について記録する場合があります。例えば洞調律（SR）、心房細動（af）などです。

　また、記録から心電図波形の推移を見ることができます。患者さんの通常の波形を把握し、変化の有無と変化の程度などを、自覚症状と併せて確認します。

　なお、波形をモニターから出力し、記録したものを用紙に貼って保管したり、スキャンしたりして保存する場合もあります。

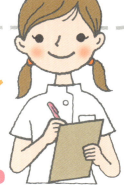

チャートに波形の状態が記載されていると変化がわかりやすいですね。

新人ナース

---

column

SpO_2の値の示す意味

　SpO_2とは、酸素飽和度のことで、その正常値は97％以上です。それより低くなればなるほど、血中の酸素濃度は極端に低下します。

　右に示したグラフは酸素解離曲線といって、SpO_2（動脈血酸素飽和度）とPaO_2（動脈血酸素分圧）の関係を示したものですが、これを見るとSpO_2が90％のとき、PaO_2は60Torrまで低下することがわかります。

　PaO_2の正常値は90〜100 Torr（mmHg）であり、60Torrを切ると低酸素血症と判断されるので、SpO_2の値は少なくとも95％以上を確保しなければ、PaO_2を正常に保つことはできないということになります。

　90％という数字だけを見ると、なんとなく安心できそうな気がしますが、SpO_2の値に関してはまったく安心できないということを頭に入れておく必要があります。

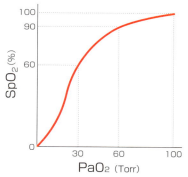

酸素解離曲線
SpO_2 90％のとき、PaO_2は60Torrまで下降してしまう。

in／outと水分出納

食事、飲水、注射などの体内に入るものと、排泄、排液などの体外に出るものの回数や量、性状とその推移を記録しています。

		6/17（月）	6/18（火）	6/19（水）
in	水分量	720	1050	1400
	輸液量	700	100	100
	in total	1420	1150	1500
out	尿量	1200	1300	1150
	out total	1200	1300	1150
	WB	+220	-150	+350
尿回数／便回数		3/0	7/3	7/1

● in

食事量と飲水量、注射処方のある患者さんでは注射量をみます。in totalは、患者さんの疾患や状態によってコントロールされているため、適切な量が入っているかを確認します。

▼食事量・飲水量・注射量

食事量	食形態と摂取量の推移を見る。
飲水量	飲水量カウント中の患者さんについては、摂った水分の量を記載。
注射量	実施した注射類の量を記載。

● out

自然排尿のある患者さんの場合は排尿回数を、尿道カテーテル挿入中あるいは蓄尿中、オムツカウント中の場合は尿量とその推移をみます。性状などを併せて記載する場合もあります（黄色調、茶色、白濁、血性など）。

また、排便の回数および便の性状の推移を見ます。排便がある程度（数日間など）見られない場合は、便処置の対象となります。処置内容を記載することもあります（浣腸、坐薬、摘便など）。

ドレーン類や胃管などが挿入されている場合、および出血や浸出液が多い場合には排液量、排液の性状が記載されます。具体的には、血性、淡血性、漿液性、膿性、ガーレ様などといった具合です。術後創に挿入されているドレーンの排液量は日を追うごとに少なく、色が薄くなるのが普通です。急激に排液量が増えたり色が濃くなったりした場合は、出血の可能性が考えられます。

消化管に挿入されているドレーン類（胃管、イレウス管など）からの排液は性状や量に個人差があるため、急激な変化の有無を確認します。

▼尿量、尿の性状変化

尿量	多い	糖尿病、水分過多、電解質異常、尿崩症などの疾患を考慮する。
	少ない	脱水、尿閉、尿道カテーテルの閉塞などを考慮する。
尿の性状変化	茶色	濃縮尿、ビリルビン尿、古い血液など。
	白濁	膀胱炎、腎炎、尿管結石など。
	血性	尿道あるいは膀胱からの出血。

▼排便回数、便の性状

排便回数	多い	下痢、便秘（少量ずつ出ているが残っていて出きらない）、経管栄養中など。
	少ない	便秘（腸蠕動の低下、腹筋力の低下、脱水、麻薬など使用中の薬剤の影響）、食事量の低下。
便が硬い場合		便性を柔らかくする薬を使用する、水分摂取量を増やす、摘便して出口付近の硬便を取り除くなど。
腸蠕動が弱い場合		腸蠕動を促す薬を使う、離床を進めるなど。

● 水分出納（WB）

　水分出納の欄からは、inの合計とoutの合計を差し引きしたバランスがわかります。水分が不足しているのか、多すぎるのか、ちょうどいいのかをみます。不感蒸泄の分は計算に含めることができないので、そのぶんを考慮してバランスを考える必要があります。プラス傾向またはマイナス傾向が続くようであれば、補正を考慮することがあります。

▼水分出納

脱水の場合	口腔内や皮膚の乾燥、尿量の減少、心拍数の増加、血圧低下などが見られる。
水分が多い場合	浮腫、呼吸困難感、尿量増加、喀痰量の増加などが見られる。

その他の値

インスリン		6/17（月）		6/18（火）		6/19（水）		6/20（木）		6/21（金）		6/22（土）		6/23（日）	
	定時（ヒューマログ）	8	8	8	8	8	8	8	8	8	8	8	8	8	8
	臨時（ヒューマリンR）		2				4		2						
体重				58kg											

● 血糖値およびインスリン投与量

　血糖測定中の患者さんについては、血糖値と使用したインスリン投与量の推移を見ます。

・血糖値がいつも高い場合
　→使用しているインスリン量が、本来必要な量より少ない可能性がある。
・血糖値が高かったり低かったりしている場合
　→使用しているインスリン量が多いか、タイプが合わない可能性がある。

● 体重

栄養管理や、透析患者の体重管理に必要な項目です。
定期的に測定し記載します。

処置・ケア欄

	6/17(月)	6/18(火)	6/19(水)	6/20(木)	6/21(金)	6/22(土)	6/23(日)
清潔ケア	清式・陰洗	陰洗	入浴	陰洗	陰洗	清拭・陰洗	陰洗
シーツ交換			✓				

- ●その日実施した処置やケアについて記録されている
- ・入浴、清拭、陰洗、洗髪、手浴、足浴、部分清拭など
- ・創傷処置、褥瘡処置など
- ●シーツ交換などの実施状況について記載されている場合もある

観察項目：聴診

患者さんの病態や症状によって挙げる項目は異なります。ここでは一般的な観察項目として聴診によって得られる情報を取りあげます。

		6/17(月)	6/18(火)	6/19(水)	6/20(木)	6/21(金)	6/22(土)	6/23(日)
観察項目	肺音	R=L R=L R=L	R=L R=L R=L	R=L R=L R=L	R=L R=L R=L	R=L R<L R<L	R=L R=L R=L	R=L R=L R=L
	肺雑音	－ － －	－ － －	－ － －	－ － －	－ 右 右	－ － －	－ － －
	喀痰性状					黄色／粘稠		
	G音	良好 良好 良好	良好 良好 良好	良好 緩慢 緩慢	緩慢 緩慢 緩慢	緩慢 良好 良好	亢進 亢進 良好	良好 良好 良好
	腹満	なし なし なし	なし なし なし	軽度 軽度 あり	あり あり あり	あり あり あり	なし なし 軽度	なし なし なし

- ●呼吸音

肺雑音の有無、Air入りの状態などについてみます。

- ・一部の呼吸音が弱い
    - ➡肺胞に空気が入っていない状態（無気肺）か、胸水などが貯留していて肺野が狭くなっている可能性がある。
- ・肺雑音がある
    - ➡痰が貯留している、気道狭窄（きょうさく）がある、水分の過剰な貯留がある。

患者さんの病態によって雑音の種類は異なります。雑音の種類や程度を知るためには、叙述的記録を参照します。

呼吸音が弱い、あるいは雑音が聞こえる場合、看護ケアにより重症化を防いだり状態を改善したりできる場合があります。

体位ドレナージ：無気肺になるのを防ぐため、病側を上にして管理する。分泌物を気道に下ろし、喀出を促進する。
スクイージング：分泌物を気道に集める手技。痰があがってきたら努責をかけて喀出を促す。

- **腸蠕動（G音）**

  全身麻酔や消化管の手術後の患者さん、麻薬使用中の患者さん、その他腹部症状のある患者さんなどの腸蠕動を見ます。排便の状況や処置とあわせ、腹部の状態について観察し経過に残します。

観察項目：神経学的所見

- **意識レベル**

  意識レベルについては、以下の点を確認します。

- GCSまたはJCSで記載。
- GCSは「開眼」「言語」「運動」の3項目の合計点で表される。
- 各項目がどの程度のレベルであるかがわかる反面、合計点だけでは概要がつかみにくいという点もある。
- JCSは覚醒レベルを3×3の9種類で示したもので、だいたいの意識レベルを把握するのに適しているが、開眼しているかどうかという点のみに着目した判定法であるため、言語や運動能力を把握するには適さない。
- 急変時や救急受け入れなどの場面で、大まかな意識レベルを知りたい場合はJCSを、各項目の状態について経過を知りたい場合はGCSを、という具合に使い分けるとよい。

▼＜GCS：グラスゴー・コーマ・スケール＞合計15点満点
　レベルが低いほど数値が低くなる

E：eye opening（開眼）	
4点	自発的に開眼
3点	呼びかけにより開眼
2点	痛み刺激により開眼
1点	痛み刺激でも開眼しない

V：best verbal response（最良言語反応）	
5点	見当識あり
4点	混乱した会話
3点	不適当な発語
2点	理解不明の音声
1点	発語なし

M：best motor response（最良運動反応）	
6点	命令に応じる
5点	疼痛部位を認識する
4点	痛み刺激から逃避する
3点	痛み刺激に対して屈曲運動を示す
2点	痛み刺激に対して伸展反応を示す
1点	痛み刺激に対して反応なし

記載例／E3　V3　M5＝11

▼＜JCS：ジャパン・コーマ・スケール＞
レベルが低いほど数値が高くなる

Ⅰ：刺激しないでも覚醒している状態（Ⅰ桁で表現）	
0	意識清明
Ⅰ-1	だいたい清明であるが、いまひとつはっきりしない
Ⅰ-2	見当識障害がある（場所や時間、日付がわからない）
Ⅰ-3	自分の名前、生年月日が言えない
Ⅱ：刺激で覚醒するが、刺激をやめると眠り込む状態（Ⅱ桁で表現）	
Ⅱ-10	普通の呼びかけで容易に開眼する
Ⅱ-20	大きな声または体を揺さぶることにより開眼する
Ⅱ-30	痛み刺激を加えつつ呼びかけを繰り返すことにより開眼する
Ⅲ：刺激しても覚醒しない状態（Ⅲ桁で表現）	
Ⅲ-100	痛み刺激に対し、払いのける動作をする
Ⅲ-200	痛み刺激に対し、少し手足を動かしたり、顔をしかめたりする
Ⅲ-300	痛み刺激に反応しない

レベルに問題ない場合は、「意識レベルクリア」と表現する

● 瞳孔

　左右の瞳孔の大きさの違いや、対光反射の有無と左右差について見る、脳疾患の急性期の観察項目の一つです。

　眼疾患のある患者さんなど、もともと瞳孔不同や対光反射の左右差が見られる場合があるため、患者さんのふだんの状態がどのようなものであるかを把握し、記録や看護計画に残しておきます。

　レベル低下があり、かつ瞳孔不同が見られる場合は、迅速に報告し対処する必要があります。

　その他、観察項目には、自分たちが患者さんのどういったことに気をつけようと考えているのか、その項目を挙げます。

　日々の叙述的記録のみでは、記録が古くなると埋もれてしまうため、経過を一目で追うことができません。継続的に観察し、その結果を簡単に参照することができるという点で、患者チャートは優れているといえます。

観察項目の欄は、患者さんの状態に合わせてカスタマイズして使うことができるので、便利ですね。

新人ナース

重症チャート

ICU・CCU・HCU・SCUなどに収容されている患者さんや、術後などの継続的な観察が必要な患者さんに使用する記録用紙で、患者チャートより詳細な内容が記載できるのが特徴です。

時間軸を観察のインターバルに応じて取ることができるため（15分、30分、1時間、2時間ごとなど）、頻回な観察に対応できることと、各項目がより細分化されているので、1日の患者さんの状態推移が把握しやすくなっています。

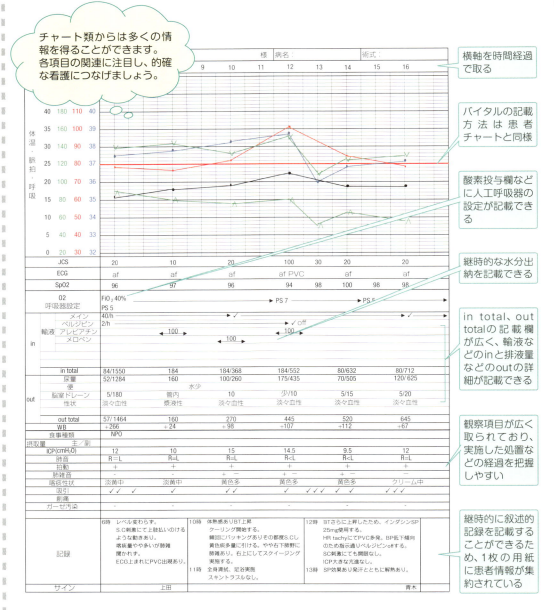

超急性期や術後の患者さんなどは、観察項目や処置内容が多いため、重症チャートを使用した詳細な管理を実施することが求められます。変化をリアルタイムで把握しながら対応する必要があるためです。

看護記録と「重症度、医療・看護必要度」の関連性は？

● 重症度、医療・看護必要度とは

患者さんの重症度と、医療や看護をどの程度必要としているかを数値化したものです。

もとは、見えにくい看護師の忙しさを可視化するという試みから開発されたものですが、現在では看護師の配置数を決定する根拠となるものとして、診療報酬に組み込まれています。

重症度、医療・看護必要度は、3つの部分から成り立っています。

A項目：モニタリング及び処置等
B項目：患者さんの状況等
C項目：手術等の医学的状況

A	モニタリング及び処置等	0点	1点	2点
1	創傷処置　①創傷の処置　②褥瘡の処置	なし	あり	―
2	呼吸ケア（喀痰吸引のみの場合を除く）	なし	あり	―
3	点滴ライン同時3本以上の管理	なし	あり	―
4	心電図モニターの管理	なし	あり	―
5	シリンジポンプの管理	なし	あり	―
6	輸血や血液製剤の管理	なし	あり	―
7	専門的な治療・処置 　①抗悪性腫瘍剤の使用（注射剤のみ）　②抗悪性腫瘍剤の内服の管理 　③麻薬の使用（注射剤のみ）　④麻薬の内服、貼付、坐剤の管理 　⑤放射線治療　⑥免疫抑制剤の管理　⑦昇圧剤の使用（注射剤のみ） 　⑧抗不整脈剤の使用（注射剤のみ）　⑨抗血栓塞栓薬の持続点滴の使用 　⑩ドレナージの管理　⑪無菌治療室での治療	なし	―	あり
8	救急搬送後の入院（2日間）	なし	―	あり

B	患者さんの状況等	0点	1点	2点
9	寝返り	できる	何かにつかまればできる	できない
10	移乗	介助なし	一部介助	全介助
11	口腔清潔	介助なし	介助あり	―
12	食事摂取	介助なし	一部介助	全介助
13	衣服の着脱	介助なし	一部介助	全介助
14	診療・療養上の指示が通じる	はい	いいえ	―
15	危険行動	ない	―	ある

C	手術等の医学的状況	0点	1点
16	開頭手術（7日間）	なし	あり
17	開胸手術（7日間）	なし	あり
18	開腹手術（4日間）	なし	あり
19	骨の手術（5日間）	なし	あり
20	胸腔鏡・腹腔鏡の手術（3日間）	なし	あり
21	全身麻酔・脊椎麻酔の手術（2日間）	なし	あり
22	救命等に係る内科的治療（2日間） 　①経皮的血管内治療　②経皮的心筋焼灼術等の治療 　③侵襲的な消化器治療	なし	あり

A項目およびB項目については、看護記録に実施状況を記載する必要があるため、次ページより詳述します。

A項目の記録例

A項目に含まれる処置などについては、それらが実施されていることがわかるように患者チャートなどに記載します。

A	モニタリング及び処置等	0点	1点	2点
1	創傷処置　①創傷の処置　②褥瘡の処置	(なし)	あり	―
2	呼吸ケア（喀痰吸引のみの場合を除く）	なし	(あり)	―
3	点滴ライン同時3本以上の管理	なし	(あり)	―
4	心電図モニターの管理	なし	(あり)	―
5	シリンジポンプの管理	(なし)	あり	―
6	輸血や血液製剤の管理	(なし)	あり	―
7	専門的な治療・処置 　①抗悪性腫瘍剤の使用（注射剤のみ） 　②抗悪性腫瘍剤の内服の管理 　③麻薬の使用（注射剤のみ） 　④麻薬の内服、貼付、坐剤の管理 　⑤放射線治療 　⑥免疫抑制剤の管理 　⑦昇圧剤の使用（注射剤のみ） 　⑧抗不整脈剤の使用（注射剤のみ） 　⑨抗血栓栓塞薬の持続点滴の使用 　⑩ドレナージの管理 　⑪無菌治療室での治療	(なし)	―	あり
8	救急搬送後の入院（2日間）	(なし)	―	あり
	合　計		3点	

	6/17（月）	6/18（火）	6/19（水）	6/20（木）	6/21（金）	6/22（土）	6/23（日）
02	[2] 4Lマスク				―1Lカヌラ―		RA
心電図モニタ	[4] SR　SR　SR	PVC　SR　SR					
食事種類	常食米飯				―全粥―		常食米飯

[2] 呼吸ケア➡チャート内の酸素欄に投与量・投与方法を記載、処置に実施をかける。
[3] 点滴ライン同時3本以上➡注射の実施を確実にかける、注射箋に投与時間を記載する。
[4] 心電図モニターの管理　➡チャート内の心電図欄に波形を記載、記録したモニター波形をスキャナなどで取り込む。

A項目の処置等については、処置の実施を確実にかけることと、コスト伝票を漏れなく記入することが必須です。患者チャートに記入することができない項目の場合は、叙述的記録に内容を記載するのが理想的です。

B項目の記録例

B項目で示される患者さんの身体機能や認知機能については、当日の状態を叙述的記録に記載します。

B	患者さんの状況等	0点	1点	2点
9	寝返り	できる	何かにつかまればできる	できない
10	移乗	介助なし	一部介助	全介助
11	口腔清潔	介助なし	介助あり	―
12	食事摂取	介助なし	一部介助	全介助
13	衣服の着脱	介助なし	一部介助	全介助
14	診療・療養上の指示が通じる	はい	いいえ	―
15	危険行動	ない	―	ある
	合　計		8点	

6/22　14:00

　柵につかまれば自力で寝返りが可能（⑨1点）。車いす移乗は下肢に力が入らず全介助が必要（⑩2点）。食事は配膳すれば自力で箸とスプーンを使用し摂取できる（⑫0点）。口腔ケアは歯磨き粉を歯ブラシにつけてセッティングすればガーグルベースンを使用し自力で可能（⑪1点）。上半身の更衣はボタンのかけ外しのみ一部介助が必要で、下半身は全面的な介助を要する（⑬1点）。トイレに行くときはナースコールを押してくださいと説明するも、コールせず（⑭1点）ベッド柵を乗り越えようとする様子（⑮2点）が見られた。

B項目に関する記録は、患者さんが実際に項目に該当することを示す根拠となるものなので、漏れなく記入する必要があります。

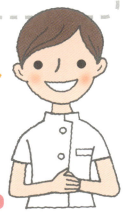

看護必要度の根拠を示すものとしても日頃の記録はとても重要です。

先輩ナース

column
重症度、医療・看護必要度の示すもの

　本文中にも述べましたが、**看護必要度**が開発された理由の一つとして、看護師の「忙しさ」という、数値で計ることの難しいものを可視化する手段が必要だったということが挙げられます。看護職員の適正配置のためには、各看護単位の業務量を把握する必要があるためです。看護必要度が開発される前は、**業務量調査**という方法で看護師の忙しさを測定し、それを看護職員配置の参考にしていた病院もあります。

　しかし、いわゆる「忙しさ」というのは主観的なものであり、看護師の臨床レベルによって忙しさの程度は異なります。例えば、新人看護師が一定時間内に一人で遂行できる看護業務と、ベテラン看護師が遂行できる看護業務とでは、大きな差がある場合がほとんどです。新人看護師が忙しいと感じ、多くの時間を費やして看護業務を行っていたとしても、ベテラン看護師は問題なく時間内で終えられることが多いのです。業務量調査は客観的な視点で行うものですが、それでも個人の実力差というものに左右された結果となってしまうため、忙しさを一般化して測定することのできるツールとしては、十分とはいえないものでした。

　そこで、看護師目線で忙しさを測るのではなく、患者さん目線で必要な看護の量を測ることにしたのが、看護必要度だったのです。患者さんが必要としている看護の量を測れば、必然的に看護師の業務量が明確になるという考え方です。A項目で示されるような医療的処置が多い場合は、重症度が比較的高く看護の量が多いことがわかります。また、B項目で示される患者さんの身体機能や認知機能が低い場合は、介護量が多いため手がかかるということも判断できるというわけです。

　しかし、看護師が実際に行っている業務は、患者さんに直接かかわることだけではないので、看護必要度だけで忙しさが測れるかというと、難しい側面もあります。入退院が多い病棟はそのぶん忙しくなりますし、多様な疾患を持つ患者さんが入院する混合病棟も忙しい傾向にあります。現在は重症度、医療・看護必要度をもとに人員配置を行い、診療報酬が決定される仕組みですので、このように必要度では測れない忙しさを感じる病棟にとっては、人員不足と感じたり残業が増えてしまったりという弊害が発生する場合があります。

　直接看護業務以外の部分の忙しさを軽減するためには、業務をできるだけスリム化し、看護補助者などの他職種に依頼できる部分を洗い出して、看護師ができる限り直接看護に専念できるような業務改善を行うことが必要なのです。

「あれ?」と思ったことを大切にしよう

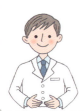

カルテには多くの情報が網羅されている必要がありますが、24時間の患者さんの状態を余すことなくすべて記載することは困難です。
カルテから得られる情報は大切ですが、それ以外の部分から得られる情報や、「あれ、おかしいな？」「どうしてこうなのかな？」と感じることを大切にしてほしいと思います。

看護記録に「眠れている」と記録されているが、眠れないと訴える患者さん

　夜間帯、看護師が訪室するたびに入眠しているため、「よく寝ていた」という評価で記録されている患者さん。

　しかし日勤帯で話を聞いてみたところ、「眠れない」と訴えており、心なしか疲れているように見えます。

　このように、記録と患者さんの訴えに違いが見られる場合は、どう対処したらよいのでしょうか。

　このケースのような場合、患者さんの主観を重要視することが大切です。

　本当に患者さんが眠れているかどうかは、巡視のときなどのほんの短い時間に、看護師が見た患者さんの状態だけで判断することはできません。

　患者さんが覚醒しているタイミングと巡視のタイミングが合わなかったという可能性もありますし、患者さんが目を閉じていただけだった可能性もあります。

　夜にちゃんと眠り、昼間離床することは、患者さんの回復のためにとても大切なことです。

　もしも眠れないという自覚が患者さんにあって、そのために倦怠感がある、昼間眠ってしまう、といったことがあると、順調な回復を妨げてしまいかねません。

● こんなときどうする？

眠れない原因を探る。
どうして眠れないのか、患者さんに聞いてみる。
・部屋の環境はどうか…同室者の騒音、明るさなど。
・痛みなどの不快感はないか。
・枕が合わないなど、寝具の不具合はないか。
・ご家族のことや仕事、入院にまつわる金銭的なことなどの心配事はないか。

どのような睡眠パターンなのかを探る。
・一晩中眠れないのか。
・断続的な睡眠で熟眠感がないのか。
・トイレなどの中途覚醒がきっかけとなって眠れなくなってしまうのか。

どうしたら眠れるようになるかを探る。
・部屋移動が必要なのか…大部屋から個室へ移すなど。
・寝具を替える…使い慣れた枕を持ってきてもらうなど。
・眠剤を処方してもらう。
・心配事をクリアにする。

　病院の夜というのは、とても不安で長いものです。記録には表れない患者さんの様子に心を配ることが大切です。

「疼痛自制内」という言葉の曖昧さに気づく

　術後など、疼痛コントロールをしながら離床を促す必要のあるケースは多く見られます。
　定時で鎮痛剤を内服したり、硬膜外カテーテルから鎮痛剤を持続投与したりして、なるべく痛みの少ない状況を作って離床を進めていくのですが、そういった患者さんの看護記録にはよく、**疼痛自制内**という言葉が見られます。
　「痛みは我慢できる範囲です」という意味なのですが、実はこの言葉を使うときは注意が必要です。

　痛みに対する反応というのは、人によって差があります。
　同じ程度の痛みを与えても、人によってはさほど痛みを感じないこともあるし、逆に痛くて大騒ぎする人もいるわけです。
　ですので、最近では患者さんの感じている痛みの程度を可視化して表現する方法として、スケールを用いる方法が主流になってきています。

● **VAS (Visual Analog Scale)：視覚的評価スケール**
　まったく痛みを感じない状態を0、これ以上の痛みがないほど痛い状態を100として、10センチの線上のどのあたりの痛みかを示してもらう方法です。

```
痛みはない                         想像できる最大の痛み
0                                              100
```

● NRS (Numeric Rating Scale)：数値評価スケール

　痛みのない状態を0、これ以上ない痛みを10として、痛みの程度を数字で表してもらう方法です。「○／10」というように表現することもあります。

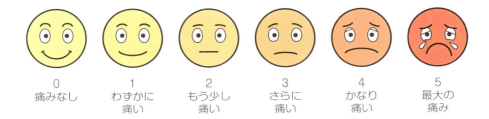

● FRS (Face Rating Scale)：表情評価スケール

　痛みの程度を、笑っている顔から泣いている顔までの6段階で評価するもの。痛みのない状態を0、最大の痛みを5として、イラストを見せて選んでもらう方法です。

0	1	2	3	4	5
痛みなし	わずかに痛い	もう少し痛い	さらに痛い	かなり痛い	最大の痛み

　痛みについて尋ねたところ、「大丈夫です」と答えたために痛み止めを投与せずにいたところ、本当は痛みを我慢していたためリハビリが進まなかった、痛みのために血圧が上がってしまい気分が悪くなった、といったことがないように、患者さんの様子には十分注意しなければなりません。

　「疼痛自制内」という言葉は、このような意味で危険なものだといえます。

　患者さんの訴えをよく聞き、観察し、その結果を記録に残すことで、正確な情報をスタッフ間で共有できるようにしたいものです。

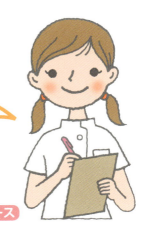

看護師に言えないことを抱えている患者さんに寄り添って、本音を引き出せるようになりたいです。

新人ナース

4 カルテの内容を看護に活かすには

チューブ類の挿入状態の変化に気づく

　胃管や挿管チューブ、CVカテーテルなど、患者さんの体内に挿入されているチューブ類は、決められた長さで管理されているものが多くあります。

　挿入されている長さは記録に残し、チューブには挿入されている長さのところに印をつけるなどして、もし抜けてきてしまってもすぐに気づくことができるようになっています。

　患者さんのもとに訪室する際は、ただ決められたバイタルを取り観察項目を埋めるだけでなく、こうしたポイントにも気づくことができるようになってほしいと思います。

▼一般的な挿入長

- 胃管　　　　　：55〜60cm（鼻翼から）
- 挿管チューブ　：20〜22cm（門歯から）
- CVカテーテル：鎖骨下および内頸から　13〜17cm　　鼠径から　20〜40cm

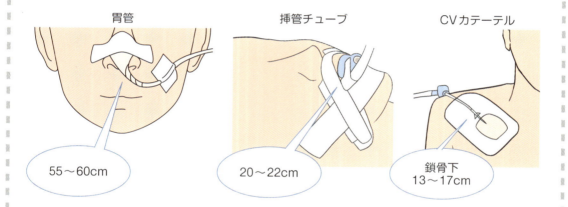

●挿入の深さが違うと何がいけないの？

- **胃管**：先端が食道ではなく気管に迷入してしまう可能性がある。
  ➡肺に液体が流入し窒息するリスク。
- **挿管チューブ**：片肺挿管になるおそれがある。
  ➡片方の肺の過伸展、もう片方の肺の無気肺が発生するリスク。
- **CVルート**：高カロリー輸液が適切な太い血管に入らない可能性がある。
  ➡組織が炎症を起こすリスク。

　いずれもたいへん危険な状態になる可能性があるので、チューブ類の挿入されている長さについては、毎日の観察と記録が必要です。

▼抜けているときのサイン

- 固定のテープが剥がれて浮いている。
- チューブが不自然にたわんでいる。
- 体外に出ている部分が長いように感じる。

　このような様子が見られたら、カルテで挿入長を確認し、異常があればすぐに報告しましょう。

バイタルの数値と実際の状態の違いに気づく

最近では**バイタルサイン**の測定をすべて機械がやってくれるようになりました。

機械は便利な反面、人間の感覚ほど繊細に変化をキャッチできないこともあります。

そこで、機械を使用して測定したバイタルサインについては、正しく測定されているか注意する必要があります。

体温 ：発汗している場合、実際の体温より低く測定される。
　　➡患者さんに触れた感覚より測定した体温が低いように感じられる場合は、汗を拭ったり測定部位を変えたりしてみる。

心拍 ：モニター管理中の患者さんでT波が高い場合などは、T波がQRS波として認識されてしまい、実際の心拍数の倍の数値を拾ってしまうことがある。
　　➡心電図の誘導を変えたり、電極の貼付位置を変えたりしてみる。

血圧 ：不整脈のある患者さんの場合、自動血圧計が脈波を拾えず、実際の血圧より低い数値が表示されることがある。
　　マンシェットの巻き方が緩すぎる、あるいはきつすぎるため、正確な値を表示しないことがある。
　　シバリングなどのため測定部位の筋緊張が見られる場合は、実際の血圧より高く表示されることがある。
　　➡マンシェットを巻き直して測定してみる。
　　➡自動血圧計ではなく、アネロイド血圧計などを使用して手動で測定してみる。

SpO$_2$ ：プローブが適切に装着されていない場合、実際の数値より低く表示されることがある（➡p.75参照）。
　　➡装着部位を変えてみる。
　　➡末梢冷感、チアノーゼなどがないか確認する。

尿量 ：尿道カテーテル挿入中の患者さんで尿の流出量が少ない場合、膀胱内に貯留した尿がうまくバッグ内に誘導されていない可能性がある。
　　➡ルートを上下に動かすなどして、尿の流出を促してみる。

4　カルテの内容を看護に活かすには

記録や申し送りで伝えられたことを鵜呑みにしないで、疑問を持つことが大切なのですね。

新人ナース

記録と実際の設定が異なっていることに気づく

　酸素流量や人工呼吸器、輸液ポンプなど、記録上の設定と実際の設定が異なっている場合があります。このような場合には、「医師が設定を変更したけれど、看護師に伝わっていなかった」「酸素流量計に何らかの形で触れてしまい、流量ダイヤルが回ってしまった」「決められた時間内で点滴が落ちきるように、輸液ポンプの速度を微調整している」などが考えられます。

　記録と実際の状況が異なることに気づいた場合、その原因を探る必要があります。指示とは異なる状況が続いてしまうと、患者さんの状態に影響が及ぶ可能性があるからです。確認するときは、以下に留意して正しく医師に報告するようにしましょう。

・記録上の設定と、実際の設定の違いを具体的に。
・気づいたのは何時頃なのか、気づいたときの状況を具体的に。
・そのときの患者さんの状態（バイタルサイン、意識レベル、顔色など）。

カルテに書かれていない状況が起きていることに気づく

　患者さんは医療者の前では、張り切っていいところを見せようとしてしまうことがあります。
　逆に依存心が強く、本当は一人でできるのにやってもらおうとする患者さんもいます。
　カルテにはまったく記載がないけれど、本当は患者さんが言わなかっただけ、医療者が気づかなかっただけということもあるのです。
　記録にも書いていないし、申し送りでも聞かなかったからといって、患者さんからの訴えという貴重な情報を軽視しないようにしましょう。

・いままでまったく痛みの訴えがなかった患者さんから、痛み止めをくださいと言われた。
・これまで食事を問題なく摂取していた患者さんから、本当は食物アレルギーがあると言われた。
・転んで尻もちをついたので、足がしびれていると言われた。

　スタッフが把握していないところで、患者さんに起きている可能性のあることはたくさんあります。

　「患者さんの訴えは常に正しい」ということを大前提として考え、事実を検証する姿勢を忘れないでください。

少しでも「おかしいな？」と感じたことは、自分の中だけで処理しようとせずに、必ず他者に相談するなどして確認しましょう。

先輩ナース

column
コミュニケーションが大切です

　記録で情報を共有することは、日々の看護を円滑に進めるためにとても重要なことだといえます。ですが、それ以上に重要なのは、スタッフ同士が積極的に**コミュニケーション**を取るということです。

　記録に書いてあるからといって、優先度の高い重要なことがらを口頭で伝えずにいると、思わぬインシデントが発生する可能性があります。申し送りや報告、カンファレンスの時間でなくても、患者さんの小さな変化や気になったことを相談したり、業務の進捗状況について声をかけ合うことのできる人たちの集まるところは、風通しのよい明るい組織風土を持っていることが多いように思います。

　ふとした小さな気づきをチームメンバーと共有できるかどうかが、大きな事故を防止することができるかどうかに直結するといっても過言ではありません。

　記録だけに頼ることなく、積極的にコミュニケーションを図ることのできるナースになってほしいと思います。

コミュニケーションが重要！

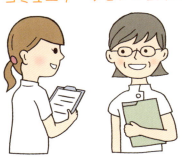

正確な記載を心がける

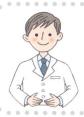

カルテは患者さんの個人情報を記載したものですので、法律上は患者さん本人のものであるといえます。
患者さんやご家族から閲覧希望があった場合は、いつでもお見せできるように正確な記載を心がけます。

看護計画は適切に立案されているか、正しいタイミングで評価されているか

● **患者さんの疾患やADLなどに合った項目が選択されているか**

看護計画は患者さんにとっての重要度を考慮した順番で立案されます。疾患やADLなどに合った項目が、重要度の順に記載されているのがよい看護計画です。

▼例）狭心症にてPCI（経皮的冠動脈形成術）を実施した患者さんの場合

＃1	穿刺部トラブルを起こさない。
OP－1	穿刺部出血の有無
2	圧迫部位より末梢側の脈拍の状態
3	しびれ、痛みの有無
4	末梢冷感の有無
TP－1	穿刺部の圧迫解除を手順どおりに実施する。
2	異常時は直ちに医師に報告し対応する。
EP－1	痛みやしびれなどが発生した場合は、すぐに報告するよう指導する。
2	穿刺部は安静を保つこと、圧迫解除は看護師で行うため触れないように指導する。
＃2	急性冠閉塞の兆候を見逃さず、迅速に対応できる。
OP－1	血圧、脈拍等バイタルサインの変化
2	心電図モニター波形の変化の有無
3	胸部症状の有無

TP-	1	胸部症状出現時、直ちに12誘導を取り、医師に報告する。
	2	モニター波形が変化した場合、自覚症状を確認するとともに、12誘導を取り医師に報告する。
EP-	1	気分不快が現れたら、小さな変化でもすぐにナースコールするよう指導する。
	2	安静期間を遵守する必要性について説明する。
#3		治療や安静による不安やストレスを最小限にすることができる
OP-	1	不安やストレスについての訴えの有無
	2	表情、体動
	3	脈拍や血圧の変動の有無
TP-	1	不安を表出しやすいように、声かけをまめに行う。
	2	実施する治療の内容について十分な説明を行い、疑問点をクリアにしておく。
	3	安静期間の過ごし方をともに考え、本や雑誌など本人の好きなものを持ち込んでいただくなどの対応をする。
EP-	1	不安に思うことや疑問点などがあれば、いつでも声をかけてほしいことを伝える。

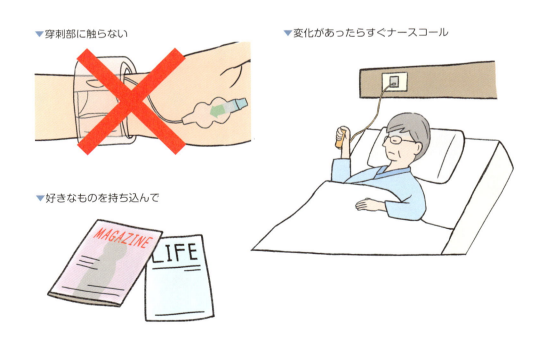

▼穿刺部に触らない

▼変化があったらすぐナースコール

▼好きなものを持ち込んで

看護計画が正しいタイミングで評価されているか

● 適切なタイミングで評価・修正されているか

　看護計画は患者さんの状態が変化したときや、看護基準などで定められたタイミングで、評価および修正を行う必要があります。

　患者さんの状態をタイムリーに評価し、それを看護計画に反映させることで、チームのメンバーが同じ情報を共有しながら、同じ質の看護を展開することができます。

▼例）PCI治療を無事終了した患者さんの場合…PCI実施3日後に評価

| #1　穿刺部トラブルを起こさない。 | 評価日：○月○日 |

　PCI後穿刺部問題なく、知覚障害などの出現もなし。プラン終了とする。

#2　急性冠閉塞の兆候を見逃さず、迅速に対応できる。　　　評価日：○月○日

　治療直後の急性期は脱し、プラークによる動脈閉塞は見られなかったが、ステント狭窄のリスクはいまだ残っているため、プラン継続とする。

#3　治療や安静による不安やストレスを最小限にすることができる。　評価日：○月○日

　治療をトラブルなく終了することができたため、プラン終了とする。

#4　再発防止のため、生活習慣を整えるための指導を行う。　　　　○月○日立案

　OP－1　ふだんの食事、運動、睡眠など、生活習慣について患者さんから聞き取る。

　TP－1　ご家族同席のもと、栄養士による食事指導の実施。
　　　 2　PCI後患者用パンフレットを用いた患者指導。

　EP－1　退院後に実践可能なことについて、患者さんの反応を確認しながら指導を行う。
　　　 2　ご家族の協力が得られるよう、ご家族にも一緒に指導を受けてもらう。

　すでに時期が経過して終了している計画については、評価して終了コメントを入れます（赤字部分）。

　この患者さんの場合、**PCI治療*** を受けるうえで問題となりうることをメインに初期計画を立案していましたので、PCI治療が終了したら次のステップに移ることとなり、このタイミングで評価することが適切であると考えられます。

　術後合併症の観察を継続することと、退院に向けての準備としての患者指導が必要と考えられるため、一部の計画を継続し、新たに#4を立案しています（緑字部分）。

---

* **PCI治療**　経皮的冠動脈形成術（Percutaneous Coronary Intervention）のことで、狭心症や心筋梗塞の原因となる心臓の冠動脈狭窄および閉塞に対して、手首や足の付け根の動脈からカテーテルを挿入し、血管を広げる治療の総称。

患者チャートは漏れなく、誤りなく記載されているか

患者チャートは、患者さんの状態の推移を俯瞰することのできる便利なツールです。

そのため、記録に抜けがあると情報に穴が開いてしまい、せっかくの患者チャートから得られる情報が分断されてしまうことになります。

また、誤ったデータが記入されることによって、患者さんの正確な状態の推移が把握できなくなってしまうこともあります。水分出納を計算するために必要なin量やout量などは特に、投薬などの治療方針にも影響してくる可能性がありますので、間違えないように十分注意が必要です。

項目に挙げられている内容は、漏れなく、かつ正しく記入されているかを確認しましょう。

1 バイタルの記載に抜けあり。
　…測定していないのか記入漏れなのかがわからない。
2 SpO$_2$の値が不安定なため、定期的に測定し推移を見るべきだが…。
　…必要があるのに記載がない。
3 水分出納がこの日だけ急に変化している。
　…輸液量や尿量など、正確な数値から計算すべき。
4 体重測定日なのに記入されていない。
　…栄養管理に必要なデータであるため、忘れず測定し記載。
5 記録されていないことは行っていないこととみなされてしまう。
　…清潔ケアの記録も忘れずに！

叙述的記録はSOAPなどの記録形式に則って正しく記載されているか

　chapter 6「法的根拠としての診療録のありかた」（→p.114）でも述べていますが、記録には常に客観的事実のみを記載する必要があります。

　院内で規定されている記録形式に沿って、適切に収集された患者さんの情報を誤りなく記載するのが、正しい記録のありかただといえるでしょう。

①看護計画に沿っている

　看護問題から導き出された看護計画の項目に沿った記録がされている。

▼SOAPのよい記載例

＃1　認知機能の低下による転倒・転落の可能性
S：トイレ。一人でできると思って。
O：ベッド柵の外れる音がしたため訪室すると、すでにベッドに端坐位になり靴を履いている。ナースコールは手を伸ばせば届く場所に設置されていたが使用されず。
A：ポータブルトイレがベッドサイドに置かれているため、逆にコールしないのかもしれない。
P：ポータブルトイレは置いたままにせず、使うときに設置することにし、本人に伝えコールを必ず押すように指導する。

②S・O・A・Pが適切に記載されている

　SとOは比較的正しく記載されていることが多いのですが、AとPは記載されていなかったり適切でなかったりすることがあります。

▼SOAPの悪い記載例

```
＃1　認知機能の低下による転倒・転落の可能性

S：トイレ。一人でできると思って。

O：ベッド柵の外れる音がしたため訪室すると、すでにベッドに端坐位になり靴を履いている。
　　ナースコールは手を伸ばせば届く場所に設置されていたが使用されず。

A：ポータブルトイレを部屋の外に出す。

P：プラン続行
```

　Aの部分にP（プラン）すなわち、「ポータブルトイレを常時設置しておかない」という計画が記載されており、そこに至るまでのアセスメントに関する記録が抜けてしまっています。

　看護計画で立案されている内容のほかに、「ポータブルトイレを常時ベッドサイドに設置しておかない」というプランを追加する必要があるため、P欄には「プラン続行」という記載だけでは不適切です。

③経時記録は患者さんの状態変化がわかるように記載されている

　看護計画の立案がされていない項目について記載する場合はSOAPを使用せず、経時記録として記載します。

　その場合、患者さんの状態とどのように対応したかをわかりやすく記載することが重要です。

▼記載例1

```
14:30　リハビリ中に肩甲骨の間あたりに痛みを覚え、診察希望の訴えあり。外見的変化は特にみられず。医師に報告し診察。X-P撮影の指示あり施行するも所見なし。ロキソニン1錠内服と、湿布の貼付指示あり実施。様子観察の指示あり。

16:00　ロキソニン効果あり、疼痛軽減したと。まだ体動時に軽度見られる。
```

▼記載例2

```
3:12　心電図モニター上ショートラン出現。訪室するも入眠中。声かけに覚醒みられ、胸部症状訴えなし。血圧124/78　脈拍76。当直医に報告し12誘導を取る。前回の心電図と大きな変化なく、様子観察でよいとのこと。

5:34　再びショートラン～VT出現。直ちにBP測定し、98/57。胸部症状はないが、軽い息切れの自覚あり。当直医報告し、リドカインの持続点滴開始となる。新たにプラン＃4立案。
```

　看護計画に挙がっていない単発の状態が、その後持続して現れるようになった場合は、それを看護問題として新たに看護計画を立案する必要があります。

④責任の所在が明確である

電子カルテの場合は記録者の氏名が自動署名されますが、紙カルテの場合は記録した責任を示すため、必ずサインをする必要があります。

患者チャートや叙述的記録、注射箋などの所定の欄に、記入や実施の責任を明確にするためのサインを忘れないようにしましょう。

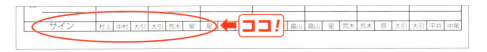

⑤推測は書かず、事実のみを書いている

看護記録は看護師の目線で患者さんのことを記録するものですので、看護師が実際に行ったことや観察したことのみを記載するようにします。

患者さんから聞いたことはSデータに記入し、Oデータにはあくまで客観的な事実を述べるにとどめるようにしましょう。

▼記載例

S：昨日の夜転んじゃったんだよ。どこも痛くないよ。

O：朝のラウンド時、上記発言あり。4時過ぎにトイレに行こうとしたところ、スリッパが上手く履けずにつまずいてしまい、両手両膝を床についたとのこと。発赤や腫脹などの肉眼的変化は特になし。疼痛の訴えも聞かれず。ナースコールは押さず自分で歩いてしまったと。

A：ADLが向上し自信がついたため、単独行動が見られるようになってきたか。注意が必要。

P：当直医に報告、様子観察の指示あり。
夜は危険なため、必ずナースコールするよう再度指導する。

患者さんは「転んだ」と言っているが、現場を見ていないため転倒という言葉は使用せず、患者さんから聞き取った状況を記載している

ICに立ち会った結果の記録があるか

　医師から疾患や治療についてどのような説明がなされ、それを受けて患者さんやご家族からどのような反応が得られたのかについて、看護師が同席してその内容を記録したものがあることが理想です。

　患者さんは医師の説明でわからないことがあっても、その場でわからないと表出することができないことが多いものです。医師の説明がわかりにくくはなかったか、何か質問したいことはないかなど、医師の説明を聞いている患者さんやご家族の様子に気を配り、必要であれば介入し、その結果を記録に残すことが望ましいといえます。

　IC記録には、その場に同席した人の氏名や続柄（医師名、看護師名、患者さん本人、妻、長男など）を記載して、いつ誰がどんな話題を共有したのかが明らかになるようにします。

サマリーが適切なタイミングで記載されているか

　患者さんの入院中の状態や治療の内容、経過などをまとめたものを**サマリー**といいます。

　入院中の記録はとても多く、入院期間が長い患者さんの場合は特に、その経過を日常の記録から紐解くのは大変です。大切な情報を取るのにすべての記録を見直していたら、多くの時間を費やすことになりかねません。

　そこで、退院後の連携先や、自院における外来受診時などに、入院中の経過がわかりやすく示されたものを作成する必要があるのです。

　したがって、サマリーは患者さんが退院するタイミングで作成する必要があります。

　亜急性期や回復期、慢性期など、入院期間が長くなる場合は、中間サマリーとして途中で経過をまとめておくと、退院サマリーを作成するときなどに便利ですし、急な情報提供が必要になったときも慌てずに済みます。

　患者さんからカルテ開示を求められた際、サマリーが作成されていると、情報をコンパクトに伝えることができるため便利です。

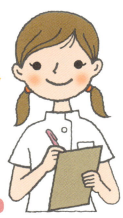

よいカルテにするためには、細かな部分をおろそかにせず、丁寧な記録を心がけることが大切なのですね。

新人ナース

column

自分の仕事に責任を持つということ

　昔は医師の備忘録だったカルテですが、いまでは患者さんの診療情報の詳細が記載された個人情報、つまりカルテ内の情報は患者さんのものであるという認識に変わってきました。これに伴って、いつ・だれが・なぜ・何を・どのように行ったかということが、誰が見てもわかるような記録にする必要性が出てきました。

　加えて、記録の修正をした場合も、誰がいつ修正を行ったかが明確になるような修正方法が求められるようになり、電子カルテであればログが残ったり、紙カルテであれば二重線で消したうえで修正した日時とサインを残したりするようになっています。これは、すべての行為において責任の所在を明確にし、トラブルの発生を未然に防ぎ、また、万が一トラブルが発生しても解決しやすくするためといえます。

　私たちは看護のプロフェッショナルとして、患者さんに技術を提供して報酬をいただいています。国家資格を持っているということは国の後ろ盾があるということですから、すべてにおいてその名に恥じないような仕事をしなければなりません。「行ったことは抜けなく記入し、サインを忘れずに書く」「所定の位置に名札を必ず装着して、それに恥じないような接遇を心がける」といった基本的なことができている人は、自分の仕事に責任を持っている人だといえるでしょう。

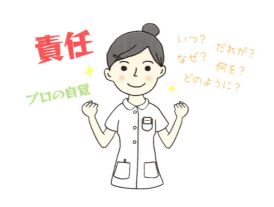

カルテ監査を
やってみよう

ここまではカルテの見方と、
それを実際の看護に活用する方法について学んできました。
この章では、カルテに書かれている内容が適切かどうかを審査する方法、
カルテ監査について解説しています。

カルテ監査とは

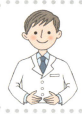

カルテとは、診療経過の記録であると同時に、診療報酬請求の根拠でもあるため、記録の質が担保されている必要があります。
記載されている内容を監査することによって、記録の漏れ・抜けがないか、記録の内容は正しいかをチェックすることができます。

院内の監査基準に則って実施する

●診療録管理マニュアル

各病院で作成されている、カルテをどのように記載し保管するかを明記したマニュアルです。

紙カルテであればカルテを綴じる順番や、保管する場所・期間などについても記載されています。すべての記録類は、このマニュアルに示されている通りに記録されている必要があります。

●記録監査用紙

基準に沿って記載され運用されているかをチェックできるように作成された、専用のフォーマットを用いて監査を実施します。

▼記録監査用紙フォーマットの一例

記録監査用紙			
監査日：2019年〇月〇日	患者ID：14025029		監査者：〇〇
形式的項目			
項　目		評価	指摘事項
1．診療録の形式について			
診療録管理マニュアルに示されている順番で綴じられている			
患者・家族にもわかりやすい内容・字体で書かれている			
診療録管理マニュアルに沿って漏れなく記載されている			
2．医師記録			
入院時記録が記載されている			
2号用紙が毎日記載されている			
日付と記載者のサインがある			
指示欄に指示受け確認サインがある			
サマリーが記載されている			
3．検査記録			
実施された検査結果が正しく記載されている			
伝票は色分けされた台紙に検査日順に貼付されている			
読影記録が所定の欄に綴じられている			

監査の項目

監査内容には大きく分けて、**量的監査**と**質的監査**の2種類があります。

●量的監査

量的監査とは、記入漏れや誤記入がないかを抽出するもので、形式に則って記載されているかをチェックするものです。

▼チェック項目（看護記録に関係するもの）
- 受け持ち看護師のサイン漏れ
- 患者チャートのバイタルサイン、尿量、清潔ケアなどの記録漏れ
- 誤字や脱字の有無
- 使用すべきインクの色が適切か
- 造語や使用を認められていない略語の使用の有無
- 余白欄の取り扱いが適切か
- 指示内容（与薬・検査など）の実施確認がされているか　など

●質的監査

質的監査とは、記載された内容の妥当性を検討するもので、**専門的監査**ともいいます。

▼チェック項目（看護記録に関係するもの）
- 看護計画が達成可能であり適切か
- 看護計画に個別性があるか
- 看護計画に基づいた看護介入の記録がなされているか
- 患者チャートの観察項目は適切に挙げられているか
- 身体拘束中の患者さんにカンファレンスが実施され、抑制解除へ向けた取り組みがなされている旨が記載されているか　など

看護記録の監査について

日本看護協会「看護記録に関する指針」（2018年5月）において、「看護記録の監査は、看護記録と看護の質向上を目的に、施設内で設定した記録の記載基準に則って看護実践の一連の過程が記録されているか、その記録は質・量ともに十分であるかを監査すること」、「看護記録の監査を実施する際は、各施設で監査項目及び評価基準を設定し、その基準に照らして評価を行う」とあります。

そして、看護記録も診療録の一部として重要な役割を担っていることが、この指針によって明らかにされています。

看護記録に記載されていないことは、実際に行われていないと見なされてしまいかねません。そのため、しっかりと記録の監査を行って、必要な記録が正しく、漏れなく、適切に記載されていることを確認する必要があるのです。

看護記録の監査の方法

看護記録の監査方法としては、以下の2通りがあります。

● **自己監査**

自分で書いた記録を自分で監査することです。

ふだん自分が書いている記録を、記録監査用紙などの定められた項目に従って客観的な視点でチェックすることで、自分の記録のクセや傾向などを分析し、よりよい記録が書けるようになることを目的とします。

● **他者監査**

本人以外のスタッフが書いた記録を監査することです。

最初から客観的に検証することができるため、本人では気づけなかったことに気づくことができます。

まずは自己監査を行い、院内で定められた規則に従って、適切な内容の記録が書けるように訓練することが重要です。

そのうえでさらに他者の監査を受けることによって、看護記録のブラッシュアップを行います。

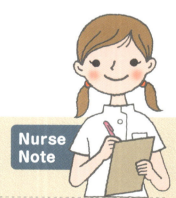

監査の目的

1. 自分の記録が基準に沿って書けているかを確認するため。
2. 記録内容に過不足がないか、ある場合はどのように修正すればいいかを知るため。
3. ほかのスタッフの記録を監査することで、自分の記録と違う点を見つけることができ、書き方の勉強になるため。
4. 基準に沿っておらず、内容に不備があると法的根拠にならないので、正しい記録を残すため。

定期的な評価および更新が必要な記録類

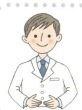

カルテには、一連の看護記録とは別に、診療報酬の請求上必要な書類や、患者さんの看護に役立つ記録がいくつか含まれます。
ここではその代表的なものについて、内容と監査ポイントを見ていきましょう。

✚ 転倒・転落アセスメント・スコアシート

「転倒・転落アセスメント・スコアシート」とは、入院中の患者さんが転倒や転落を起こす可能性がどの程度あるかをアセスメントし、その結果を看護計画に反映させ、リスクを回避するためのツールです。

一般に患者さんの入院時には全例で実施されますが、ハイリスク患者や手術・処置などで状態に変化があった場合などは、その都度再評価されます。

入院期間が長くなる場合は定期的に再評価を繰り返し、看護計画が現状に合っているかを検討する必要があります。

▼監査するポイント

- 評価漏れがないか
  すべての項目に記載がないと合計点数が出せない
- 評価内容は適切か
  患者さんを妥当に評価できているか
- 計算は合っているか
  各点数の計算が間違っていると、正確な危険度が出せない可能性がある
- 適切な時期（状態変化があった、週1回等の決められたタイミングなど）に評価されているか
  評価のタイミングがずれたり間が空いたりすると、リスクをキャッチできない可能性がある
- ハイリスク患者については、看護計画が立案されているか
  看護計画が正しく立案され、患者さんのケアに反映されないと意味がない。

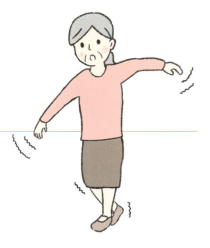

▼転倒・転落アセスメント・スコアシートの一例

転倒・転落アセスメント・スコアシート

ＩＤ：
診察料：
病　棟：

評価スコアの合計
　危険度Ⅰ（0～ 5点）…転倒転落を起こす可能性がある
　危険度Ⅱ（6～15点）…転倒転落を起こしやすい
　危険度Ⅲ（16点以上）…転倒転落をよく起こす

＊評価日＊
1：入院時
2：患者さんの状態や安静度が変化したとき、転倒転落を起こしたときに再評価を行う

	チェックポイント	点数	患者評価（小計）
A．年齢	①70歳以上、5歳以下（新生児を除く）	どれかに該当で2点	
B．既往	①転倒転落したことがある	どれかに該当で2点	
	②失神したことがある		
C．感覚機能	①視力障害がある	どれかに該当で1点	
	②聴力障害がある		
D．運動機能	①麻痺・しびれ感がある	どれかに該当で1点	
	②骨・関節に変形・硬縮がある		
	③足腰の弱り、筋力低下がある		
E．活動領域	①ふらつきがある	どれかに該当で1点	
	②車いす・杖・歩行器を利用している		
	③移動に介助が必要である		
	④寝たきりの状態であるが手足は動かせる		
	⑤点滴スタンドを使用して移動している		
	⑥ギプス・装具を装着中である		
F．認識力	①見当識障害・意識混濁・混乱がある	どれかに該当で2点	
	②認知症がある		
	③判断力・理解力・記憶力の低下がある		
	④不穏行動がある		
G．環境	①環境の変化に慣れていない（入院後1週間以内）	各2点	
	②リハビリ期である		
H．薬剤	①鎮痛剤	各1点	
	②睡眠安定剤		
	③抗パーキンソン剤		
	④麻薬		
	⑤降圧利尿剤		
	⑥浣腸緩下剤		
	⑦化学療法		
I．排泄	①尿・便失禁がある	各2点	
	②頻尿（10回以上／日）がある		
	③トイレ介助が必要		
	④膀胱留置カテーテル使用中		
	⑤夜間トイレに行く		
J．ナースコール要因	①ナースコールを押さないで行動しがちである	各4点	
	②ナースコールを認識できない・使えない		

褥瘡評価
（じょくそう）

褥瘡は予防することが重要だと認識されている現在では、褥瘡対策は診療報酬に組み込まれた必須の医療ケアです。

スケールを用いて褥瘡リスクをアセスメントし、褥瘡の発生を予測したうえで対策を講じる必要があります。

そのためには、褥瘡評価を定期的に実施し、できていない人には作らせないこと、できてしまった人には悪化させず治癒に向かわせることが重要です。

● **主な褥瘡リスクアセスメントスケール**

褥瘡評価のためのスケールはいくつか存在しており、病院によって使用されるスケールが異なります。

- ブレーデンスケール
- K式スケール
- OHスケール

これらは、転倒・転落アセスメント同様、定期的に評価される必要があります。

患者さんの状態は入院中に変化するものであり、患者さんの状態変化が褥瘡発生リスクを変化させるためです。

● **褥瘡を評価するためのツール**

できてしまった褥瘡の重症度を評価するためのツールもあります。

- DESIGN-R®

▼監査するポイント

・評価が決められたタイミングで行われているか。
・評価内容は適切か。
・褥瘡発生時は看護計画が立案されているか。

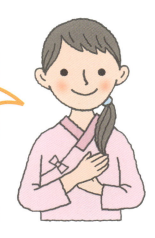

私たちが安全・安楽な状態で入院生活を送ることができるように、このような記録が義務づけられているのね。

女性患者

その他の記録類

●重症度、医療・看護必要度

毎日決められた時間に評価し、記録するものです（➡p.83～86参照）。

診療報酬の根拠となるものなので、抜けのないように正確に評価します。

▼監査するポイント

・評価内容は適切か。
・評価が決められたタイミングで行われているか。

●医療療養病棟におけるADL区分評価表

A：ベッド上の可動性、B：移乗、C：食事、D：トイレの使用、の4項目について、0から6までの点数をつけて評価するものです。

毎日評価する必要はありませんが、ADLに変化があったときは必ず記入する必要があります。

▼ADL区分評価表

日　付	4/1	4/2	4/3	4/4	4/5	4/6	4/7
A　ベッド上の可動性	4						► 4
B　移乗	6						► 6
C　食事	2						► 6
D　トイレの使用	6						► 6
合　計	18						► 22

●点数のつけ方

・自立　　　　　0点
・準備のみ　　　1点
・観察　　　　　2点
・部分的な援助　3点
・広範な援助　　4点
・最大の援助　　5点
・全面依存　　　6点

●ADL区分

区分1： 0～10点
区分2：11～22点
区分3：23～24点

▼監査するポイント

・評価内容は適切か。
・ADLの変更があったときに内容が記載されているか。

●回復期リハビリテーション病棟におけるFIM評価

FIMとは、「機能的自立度評価法」のことで、患者さんの日常生活動作の介護量を測定するものです。

回復期リハビリテーション病棟入院中の患者さんのアウトカム指標を計算するために、とても重要な要素であるといえます。

運動項目13項目と、認知項目5項目の合計18項目を、各項目7点満点で採点します。

▼FIM評価表

大項目	中項目	小項目
運動項目	セルフケア	①食事
		②整容
		③清拭（入浴）
		④更衣（上半身）
		⑤更衣（下半身）
		⑥トイレ動作
	排泄コントロール	⑦排尿動作
		⑧排便動作
	移乗	⑨ベッド・いす・車いす
		⑩トイレ
		⑪浴槽・シャワー
	移動	⑫歩行・車いす
		⑬階段
認知項目	コミュニケーション	⑭理解
		⑮表出
	社会的認知	⑯社会的交流
		⑰問題解決
		⑱記憶

▼監査するポイント

・評価内容は適切か。
・評価が決められたタイミングで行われているか。

学校で習うような、いわゆる看護記録のほかに、臨床では様々な記録類を看護師が記入する必要があります。これらは業務上必要とされるものであり、診療報酬を適正に受け取るためにも必要なものです。

先輩ナース

5 カルテ監査をやってみよう

定期的な評価が必要なもの

　診療報酬上、定期的に評価する必要のある項目には次のようなものがあります。

- 転倒・転落アセスメント・スコアシート
- 褥瘡リスクを評価する用紙 ➡ 褥瘡ができてしまったら、写真を撮って状態を定期的に評価する。
- 重症度、医療・看護必要度…毎日入力する。
- ADL区分評価表（医療療養病棟のみ）
- FIM評価（回復期リハビリテーション病棟のみ）

　　　　　　　　　　　　　　　　　　　　　　　など

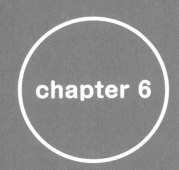

chapter 6
診療録としてのカルテって こんなに重要

カルテとは、患者さんの情報を記録しておくだけのものではありません。
記載された情報は、適正に運用される必要があります。
この章では、そんなカルテの重要性について見ていきます。

法的根拠としての診療録のありかた

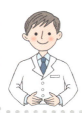

診療録としてのカルテの役割は、スタッフ間で情報を共有するためや、患者さんが自分の疾患に対して行われた検査や治療の内容を知るためだけではありません。
法律や指針などで記載することを定められているからには、法的根拠になり得る情報を正しく記載する必要があります。

法令によるカルテの位置づけ

chapter 1 にも記載されている通り、医師法第24条1項において、「医師は、診療をしたときは、遅滞なく診療に関する事項を診療録に記載しなければならない」とあります。

また、医療法および医療法施行規則において、看護記録は診療に関する諸記録として規定されています。

さらに、法令ではありませんが、病院や診療所の基本診療料に関する施設基準として、看護に関する記録が規定されているものもあります。

このように、カルテは法律や規則によって、「書かなければならないもの」と定義づけられているのです。

カルテの役割とは

医療行為を記録に残すことは、以下のことに役立ちます。

1. **行われたことを証明する**
   患者さんに実施した医療行為とその経過を記録することによって、それが行われたことを証明することができる。
2. **チーム内の情報共有が可能となる**
   どの職種がどのように患者さんと関わったかがわかり、多職種間で共通の認識を持つことができる。
3. **医療行為の評価および質の向上を図る**
   記録内容を吟味することによって、次により質の高い医療を提供することにつながる。

前記の1に示されているように、カルテを記載することによって、行われた医療行為が妥当であったかということや、治療ないし療養の過程で発生したことがらがどのように症状の変化や転帰に影響したかということを、客観的な情報として示すことができると考えられます。

法的根拠を示すために必要なこと

　では、法的根拠となるカルテとは、どのようなものをいうのでしょうか。

1. 実施されたことが遅滞なく記載されている

　診療は、病院側と患者さん側の双方によって交わされる医療契約によって開始されます。
　委任者である患者さんの要請に医師が応える形の契約ですから、患者さんの求めに応じて行った診療内容を遅滞なく報告する義務があり、これは民法645条に定められています。
　また、先に述べたように医療法にも同様の記載があります。
　これは医師の記録のみでなく、看護師を含むコメディカルの記録もそれに準ずると考えられます。

2. 実施されたことや発生したことが正確に記載されている

　以下の点に注意して記録します。
　①記録した日時、個人名を必ず記載する。
　　発生した日時と責任の所在を明確にするため。
　②内容に訂正が必要な場合、訂正した者、内容、日時がわかるように行い、訂正される前の記録は読み取れる形で残す。
　　改ざんと捉えられることのないよう、修正された過程が残るようにする。
　　電子カルテの場合は修正したり上書きしたりすると、ログが残るようになっている。
　③追記をする場合は、いつのどの箇所への追記であるかがわかるようにする。
　　空いている行に、日時を明記して追記する。
　　電子カルテの場合は、記載した日時と追記した日時が記録されるようになっている。
　④事実を正確に記載する（→p.117参照）。

3. 自分で行ったことは責任を持って自分で記載する

　実践の記録は行った本人が記載について責任を持つものであるため、原則的に自分で記載します。
　医師記録や看護師記録の一部を医師事務作業補助者や看護補助者などが記載した場合は、内容の確認を医師もしくは看護師が行ったうえで署名します。

4. 誰が読んでも理解できる記録にする

　日本語を基本とし、患者家族をはじめとする誰もが読める内容および記載方法とします。
　略語は施設内で統一したもののみを使用し、エラーのもととなりうる表記は避けます。

カルテは患者さん本人のもの

　個人情報保護法が施行されてから、患者さん個人の情報は患者さん本人に帰するものであるという考え方が広がり、現在はすっかり定着しています。

　医療情報は極めて機密性の高い個人情報であるといえるため、カルテという媒体そのものは医療施設が保管しているものであっても、カルテの中に記された情報は患者さんのものであると考えることができます。

●患者さんの情報はご家族に話してもいい？

　患者さんの個人情報はあくまで患者さん個人のものです。
　ご家族は第三者とみなされるため、患者さんの許可なくご家族に患者情報を伝えることは、厳密には法律違反となってしまいます。

●個人情報の第三者への提供

　したがって、ご家族への患者情報の提供は、患者さん本人の同意がなければ原則として行ってはならないと判断されます。
　ただし、患者さんの意識レベルが低く本人の同意が得られない場合や、自分で判断できない幼い子供の場合などは、この原則から除外されます。

●個人情報を守るために

　このように、個人情報としての患者情報は厳密に管理されるべきものです。
　私たちの不注意で、患者さんの個人情報が他者に漏れることのないよう、以下の点に注意しましょう。

・電子カルテの画面を開きっぱなしにしない。
　廊下や病室などで、患者さん以外の他者が容易に見ることができる状態を避ける。
・メモや検温板をベッドサイドなどに置き忘れないように注意する。
　患者さんの情報が書かれているものの管理は慎重に行う。
・ナースステーションのカウンターなどに個人情報を示す書類を置かない。
　外来者など、誰でも見ることのできる場所に患者名などを示すものを置くことは避ける。

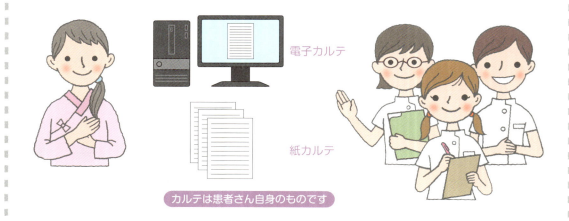

記録内容は事実のみを正確に記載する

　カルテは法的根拠になるとみなされる以上、そこに書かれていることはすべて事実であると捉えられます。

　また、逆に考えると、書かれていないことは実施されていないと捉えられてしまうということになります。

　すなわち、実施したことはすべて記載する必要がありますし、事実かどうかが判別できないことについては、明言を避けた形で記載する必要があります。

● **褥瘡予防のために体位変換をしていた事実が記載されておらず、病院側の過失が認められたケース**

　通称、**褥瘡裁判**と呼ばれ、実際には2時間ごとの体位交換を行っていたにもかかわらず、その事実を看護記録に記載していなかったことから、体位交換が実施されていなかったと判断され、病院側の過失が認められ損害賠償を支払うこととなってしまったケースがあります。

　すべての体位交換を記録に記載することは現実的ではないので、看護計画に詳細を記載し、プラン通りに看護していることが記録から読み取れる状態にしておく必要があります。

　褥瘡発生リスクについての看護計画が立案されており、そこに2時間ごとの体位交換や体圧分散マットレスの使用などのプランが明記されていれば、SOAPに必要な観察項目を記録することによって、実施した内容を証明することができます。

● **患者さんが「転んだ」と訴えたとき、それをそのまま記載すべきか**

　患者さんが事後報告で「転んだ」と訴えたけれど、誰もその場面を確認していない場合、カルテに「転倒した」と書くべきでしょうか。

　答えは、「NO」です。

　Sデータには患者さんの言葉をそのまま記載しますが、Oデータには「転倒した」とは記載せず、疼痛の有無や皮膚変化の有無など、客観的な事実のみを記載します。

　同様のケースで、患者さんが床に倒れているのを発見したけれど、実際に転倒した場面は目撃していない場合についても、「転倒した」とは記載せず、「床に横たわっている」という客観的事実のみを記載するようにします。ベッドから落ちたのか、歩行していて転倒したのか、あるいは自ら床に寝そべったのかが明確でないため、「転倒した」というのはたんなる推測や憶測でしかないからです。

　にもかかわらず、カルテに「転倒した」と記載されてしまえば、それは事実であるとみなされてしまいます。その場合、実際には転倒していなかったとしても、患者側が転倒の事実を取り上げて、病院側を訴える」ことも考えられます。

　患者さんの言葉や、見た状況から思いつく推測や憶測を記載することはせず、実際に観察した客観的事実のみを記載するように心がけましょう。

看護師として気をつけるべきこと
（患者さんの利益のために）

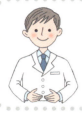

病気やケガなどを負って入院している患者さんやそのご家族は、医療的弱者です。
看護師は患者さんのサポートをする職種ですから、患者さんの視点でものを見て、考えることが重要です。

EBM（根拠に基づく医療）

EBM（Evidence Based Medicine）とは、科学的根拠に基づいて行われる医療のことをいいます。
人を対象とした研究の結果、効果があると証明された治療法を、医療者の専門性と患者さんの希望とを総合して検討し提供するのが、EBMの考え方です。

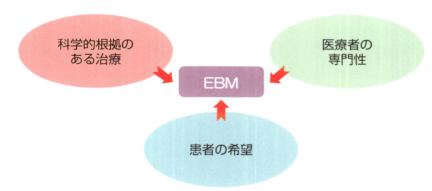

科学的根拠には、エビデンスレベルの高いものから低いものまで様々です。エビデンスレベルの高いものはそれだけ効果が高いことが証明されているわけですが、その治療法もすべての患者さんに適しているわけではありません。

例えば、腹腔鏡で胃がんの手術を受けたいという患者さんがいるとします。受診した医療機関が腹腔鏡手術に対応していない場合、いくら腹腔鏡手術が低侵襲で効果があるとわかっていたとしても、提供することはできません。上の図で示す3者のうち、「医療者の専門性」の部分が欠けていることになるからです。

それでも患者さんが腹腔鏡による手術を望む場合は、それが可能な別の医療機関と医師を探す必要があります。

一方で、医療機関や医師が十分にエビデンスレベルの高い治療を提供することが可能であったとしても、患者さんがその治療を望まない場合は、やはり提供することはできません。

このように、EBMに基づいた医療というものは、患者さんの意思を尊重して行われる医療であるといえるのです。

看護師は患者さんのアドボケーターであれ

アドボケーターとは、医療的知識が乏しいため自分の意見や考えを明確にできない患者さんや、その性格から自分の要求を表出することが難しい患者さんなどのために、意見や主張を代弁する者のことをいいます。

病院によっては専任のアドボケーターが配置されているところもありますが、多くの病院施設において、患者さんの一番身近にいる看護師がその役割を果たすことを期待されています。

アドボケーターとしての役割が求められる場面には、以下のようなものがあります。

●日常の患者さんの訴えを汲み取り、他者に伝える

病状や治療方針などについて、疑問や不安などの訴えがあった場合は傾聴し、その意図を正確に医師や関連するスタッフに伝えるといった、橋渡しの役割を担います。

●ICに同席し、患者さんやご家族の意思を確認する

医療的知識が乏しい患者さんやご家族は、医師からの説明を聞いてもすぐに理解できるとは限りません。特に入院したばかりの時期は、病気になったことや入院してしまったことにショックを受けていたり、これからの生活についての心配事があったりして、正常な精神状態ではない場合が多いものです。

したがって、ICに看護師が同席して、患者さんやご家族の質問や訴えなどに耳を傾け、必要時は適宜介入することが望まれます。ICの最後には、医師の説明で理解できなかったことはないか、ほかに聞きたいことはないかなどを確認し、患者さんが理解できるようにかみ砕いて説明することも、アドボケーターである看護師の役割です。

患者さんの訴えは、すべて記録に残し共有する

EBMを展開するために、患者さんの希望を正確に把握することは必要不可欠です。そのためには、看護師が患者さんのアドボケーターとして適切に機能する必要があります。

患者さんの訴えや希望を傾聴し、漏らすことなく記録に残すことによって、多職種がその情報を共有し、患者さんの利益のために協働することができるのです。

患者さんの身近で働く看護師だからこそできることはたくさんありますが、看護師が多職種のハブとなり、カルテという媒体を通して患者さんの代弁者としての役割を果たすことが、理想なのではないでしょうか。

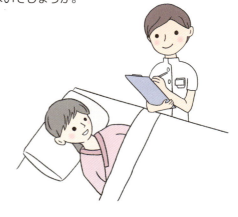

院内の時計はすべて同じ時間に合わせよう

　患者さんの急変時などに、使用した薬剤や実施した処置を経時記録で記載するとき、どの時計を基準にして時刻を決めるかが重要になります。

　個人の所有している腕時計などを基準にしてしまうと、時間が狂っている場合に正確な時間が記録できなくなってしまう可能性があります。全員が参考にできる時計を基準に考えるのがおすすめです。

　その場合、使用しているモニター類に内蔵されている時計も正確な時間に合わせておく必要があります。心電図を記録したときに表示されている時間と、実際の記録の時間とがずれている場合、どちらが正確な時間なのかわからなくなってしまうからです。

　正確に記録されていない場合、証拠能力が発揮されなくなってしまうことがあります。このことから、院内で使用する時間が表示される医療機器については、できる限り同じ時間に合わせておくことをおすすめします。

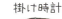

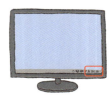
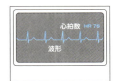

参考文献

高林克日己：POMR (probrem-oriented medical record) 問題志向型診療録, 日本内科学会雑誌, 106 巻 12 号, P2529-2534, 2017

厚生労働省：診療情報の提供等に関する指針, 2004
　　　https://www.mhlw.go.jp/shingi/2004/06/s0623-15m.html

天野幹子：ゼロからわかる看護記録の書き方, 成美堂出版, 2018

索引

● あ行

アセスメント	14
アドボケーター	119
アナムネ	20,36,56
アナムネーゼ	36
胃管	90
意識レベル	80
医師の記録	19,44
医療・看護必要度	83,110
医療相談員	35
医療連携室	20
医療連携室の記録	35,55
インスリン投与量	78
インフォームド・コンセント	47,49
栄養	20
栄養アセスメント	34
栄養科の記録	34,54
栄養管理計画書	34
栄養補給方法	54
栄養量	54
温度板	39,73

● か行

紙カルテ	18,21
カルテ	10,94,104,114
カルテ監査	104
看護記録	20
看護計画	20,36,56,96
看護サマリー	20,60
看護師の記録	20,36,56
看護必要度	20,86
看護目標	56
看護問題	57
観察計画	57
観察項目	79
患者チャート	20,39,59,60,73,97
既往歴	19
基礎データ	12
客観的情報	14
教育計画	57
胸部X-P	67
業務量調査	86
記録監査用紙	104
グラスゴー・コーマ・スケール	80
ケア計画	57
経過記録	13,19,58
計画	14
経過表	73
経時記録	16,99
血圧	91
血液一般検査	64
血液検査	64
血算	64
血糖値	78
言語聴覚療法	53
検査	20
検査科の記録	30,51
検査指示	19,27
検査所見	45
現病歴	19,44
口頭指示	28
呼吸音	79
コスト表	20,42
コミュニケーション	93

121

コメディカル	20	生化学検査	65
コメディカルの記録	29,50,55	専門的監査	105
根拠に基づく医療	118	挿管チューブ	90

● さ行

作業療法	52
サマリー	19,61,101
酸素投与量	75
視覚的評価スケール	88
自己監査	106
指示箋	26
指示簿	19,26
質的監査	105
ジャパン・コーマ・スケール	81
重症チャート	20,41,59,82
重症度	83,110
主観的情報	14
主訴	19
症状	44
初期計画	12
食形態	54
食事指示	19
褥瘡裁判	117
褥瘡評価	20,109
褥瘡リスクアセスメントスケール	109
叙述的記録	20,38,46,60,98
処置・ケア欄	79
心エコー	31
腎機能障害	71
心電図検査	31
心電図モニター	76
心拍	91
診療録	10,114
診療録管理マニュアル	104
水分出納	78
数値評価スケール	88
スクイージング	79
スパイロメトリー	32

● た行

体位ドレナージ	79
退院調整	55
体温	91
体重	78
他者監査	106
中間サマリー	60
注射指示	19
チューブ類	90
超音波検査	30
聴診	79
腸蠕動	80
治療方針	45
電子カルテ	18,21
転倒・転落アセスメント・スコアシート	20,107
瞳孔	81
疼痛自制内	88
糖尿病	71
糖尿病性網膜症	71
読影	29

● な行

入院時記録	22,36,44,56
入院時指示	26
入院前情報	55
尿検査	66
尿量	91

● は行

肺機能検査	32
バイタルサイン	74,91
評価	14
表紙	18
表情評価スケール	89

病態関連図	62
フォーカスチャーティング	15
腹部エコー	30
服薬指示	19
プラン	14
ブレーデンスケール	109
放射線科の記録	29
法的根拠	115

● ま行

ムンテラ	47,49
問題志向型診療記録	12
問題志向システム	12
問題リスト	12,45

● や行

薬剤	20
薬剤科の記録	50
薬剤鑑定報告書	50
薬局の記録	29
要約記録	13
予測指示	19,26
予薬指示	27

● ら行

理学的所見	19,45
理学療法	52
リハビリテーション	20
リハビリテーション科の記録	52
リハビリテーション実施計画書	33
リハビリテーションの記録	33
量的監査	105
臨床検査	30

● アルファベット

A項目	83,84
ADL	33
ADL区分評価表	110

B項目	83,85
C項目	83
CV	90
DESIGN-R	109
EBM	118
EP	57
FIM	111
FRS	89
G音	80
GCS	80
IC記録	25,47,101
in	77
JCS	81
K式スケール	109
MSW	35
NRS	88
OHスケール	109
OP	57
OTの記録	52
out	77
PCI治療	96
POMR	12
POS	12
PTの記録	52
SOAP	14,98
SpO_2	75,76,91
STの記録	53
TP	57
VAS	88
WB	78

● 数字

2号用紙	22
12誘導心電図	68

【著者】
松井　美穂（まつい　みほ）
看護師、国際医療福祉大学大学院修士課程修了
看護学修士／認定看護管理者／産業カウンセラー／呼吸療法認定士
「ホリスティックに看護と介護を考える会」を主宰し、医療関係者や市民向けの講座を運営する傍ら、ライフコーチング、メンタルカウンセリング、ライター、研修講師などの活動をフリーランスで行っている。

【編著】
雑賀　智也（さいか　ともや）
メディカルライターズネット代表、メディカルライター・薬剤師
東京大学大学院医学系研究科公共健康医学専攻修了（MPH）
主な著書に
『看護の現場ですぐに役立つ人体のキホンと名前の図鑑』（秀和システム）
『大腸がん　最新標準治療とセカンドオピニオン』（ロゼッタストーン）
『図解入門よくわかる公衆衛生学の基本としくみ』（秀和システム）
などがある。

【イラスト】　　　【キャラクター】
タナカ　ヒデノリ　　大羽　りゑ

看護の現場ですぐに役立つ
カルテの読み書き

発行日　2019年12月23日　　第1版第1刷

著　者　松井　美穂
編　著　雑賀　智也

発行者　斉藤　和邦
発行所　株式会社　秀和システム
　　　　〒135-0016
　　　　東京都江東区東陽2丁目4-2　新宮ビル2階
　　　　Tel 03-6264-3105（販売）Fax 03-6264-3094
印刷所　三松堂印刷株式会社　　　Printed in Japan
ISBN978-4-7980-5782-8 C3047

定価はカバーに表示してあります。
乱丁本・落丁本はお取りかえいたします。
本書に関するご質問については、ご質問の内容と住所、氏名、電話番号を明記のうえ、当社編集部宛FAXまたは書面にてお送りください。お電話によるご質問は受け付けておりませんのであらかじめご了承ください。